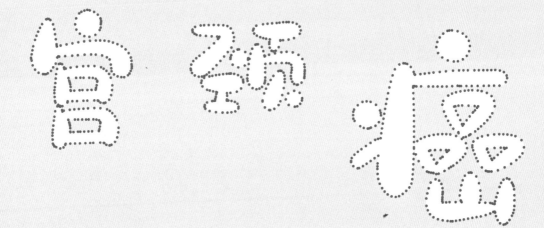

U0284265

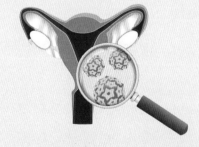

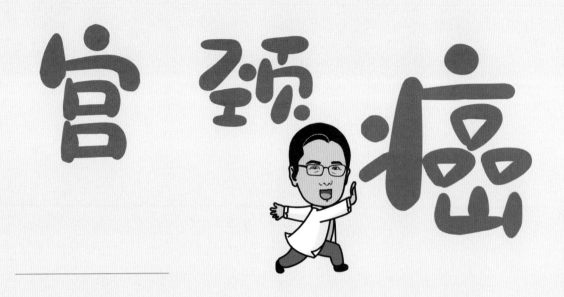

·季加孚· ·张 宁· 肿瘤科普百科丛书
总主编 执行总主编

宫颈癌

主 编 郑 虹
副主编 张 楠
编 者 （按姓氏笔画排序）

王红国　北京大学肿瘤医院　　　　张乃怿　北京大学肿瘤医院
闫淑香　首都医科大学附属　　　　郑 虹　北京大学肿瘤医院
　　　　北京世纪坛医院　　　　　赵 晋　首都医科大学附属
李小凡　北京大学肿瘤医院　　　　　　　　北京世纪坛医院
宋 楠　北京大学肿瘤医院　　　　高维娇　北京大学肿瘤医院
张 渺　北京大学第一医院　　　　舒 桐　北京大学肿瘤医院
张 楠　北京大学肿瘤医院　　　　蔡 艳　北京大学肿瘤医院
秘 书 张 楠　北京大学肿瘤医院

人民卫生出版社
·北京·

《肿瘤科普百科丛书》编写委员会

总 主 编　季加孚
执行总主编　张　宁
编　　　委（按姓氏笔画排序）

王建六　北京大学人民医院
邢宝才　北京大学肿瘤医院
朱　军　北京大学肿瘤医院
江　涛　首都医科大学附属北京天坛医院
李学松　北京大学第一医院
杨　跃　北京大学肿瘤医院
步召德　北京大学肿瘤医院
吴　楠　北京大学肿瘤医院
张　宁　首都医科大学附属北京安贞医院
张　彬　北京大学肿瘤医院
张晓辉　北京大学人民医院
林天歆　中山大学孙逸仙纪念医院
欧阳涛　北京大学肿瘤医院
季加孚　北京大学肿瘤医院
郑　虹　北京大学肿瘤医院
郝纯毅　北京大学肿瘤医院
徐万海　哈尔滨医科大学附属第四医院
高雨农　北京大学肿瘤医院
曹　勇　首都医科大学附属北京天坛医院
樊征夫　北京大学肿瘤医院

序

　　健康是促进人全面发展的必然要求，是经济社会发展的基础条件，是民族昌盛和国家富强的重要标志。人们常把健康比作1，事业、家庭、名誉、财富等就是1后面的0，人生圆满全系于1的稳固。目前我国卫生健康事业长足发展，居民主要健康指标总体优于其他中高收入国家平均水平，健康中国占据着优先发展的战略地位。但随着工业化、城镇化、人口老龄化进程加快，中国居民生产生活方式和疾病谱不断发生变化。心脑血管疾病、癌症、慢性呼吸系统疾病、糖尿病等慢性非传染性疾病导致的死亡人数占总死亡人数的88%，这些疾病负担占疾病总负担的70%以上。了解防控和初步处理这些疾病的知识，毋庸置疑，会降低这些疾病的发生率和死亡率，会降低由这些疾病导致的巨大负担。

　　我国人口众多，人均受教育水平较低，公众的健康素养存在很大的城乡差别、地区差别、职业差别，因此公众整体的健康素养水平较低。居民健康知识知晓率低，吸烟、过量饮酒、缺乏锻炼、不合理膳食等不健康生活方式比较普遍，由此引起的疾病问题日益突出。《"健康中国2030"规划纲要》中指出，需要坚持预防为主，深入开展爱国卫生运动，倡导健康文明生活方式，预防控制重大疾病。这是健康中国战略的重要一环，需要将医学知识、健康知识用公众易于理解、接受和参与的方式进行普及。这种普及必须运用社会化、群众化和经常化的科普方式，充分利用现代社会的多种信息传播媒体，不失时机地广泛渗透到各种社会活动之中，才能更有效地助力健康中国战略。

　　据统计，中国每天有1万人确诊癌症，癌症是影响人民身体健康的重要杀手之一。在众多活跃于肿瘤临床一线、热衷于为人民健康付出的专家们的支持和努力下，通过多次研讨，我们撰写了这套《肿瘤科普百科丛书》，它涵盖了我国最常见的肿瘤。我们在吸取类似科普读物优点的基础上，不单纯以疾病分类为纲要介绍，还以患者对不同疾病最关心的问题为中心进行介绍。同时辅以更加通俗的语言和图画，描述一个器官相关的健康、保健知识，不但可以使"白丁"启蒙，还可以使初步了解癌症知识的人提高水平。

最后，在此我衷心感谢每一位主编和编委的支持和努力，感谢每位专家在繁忙的工作之余，仍然为使患者最终获益的共同目标而努力，也希望该丛书能够助力健康中国行动。

季加孚

北京大学肿瘤医院　北京市肿瘤防治研究所

2022 年 4 月

前言

宫颈癌是女性中发病率第二的恶性肿瘤，根据世界卫生组织的数据，全球每年新增病例 53 万，其中约 25 万因此病死亡。我国每年新增宫颈癌病例约占全球的 1/5，宫颈癌已经成为危害我国女性健康的重要疾病。宫颈癌也是病因明确的恶性肿瘤，人乳头瘤病毒（HPV）的持续感染是其主要病因，这令宫颈癌成为可以预防的癌症。随着 HPV 疫苗和宫颈癌筛查技术的普及，世界卫生组织提出，至 2030 年，全球力争消除宫颈癌。

随着经济水平的发展和防癌知识的普及，宫颈癌对于广大人民群众已不再陌生。但不同的人群对相关知识需求有所不同。比如，健康年轻女性更关注 HPV 疫苗和宫颈癌筛查的相关知识；宫颈癌患者则更希望了解治疗方式的利弊和治疗带来的身体变化；而对于患者家属，如何对患者进行照护、饮食调节和情绪支持可能是更值得关注的信息。为此，我们集结了来自北京大学肿瘤医院、首都医科大学附属北京世纪坛医院、北京大学第一医院的妇科肿瘤医生，结合临床工作中患者和家属常常提到的问题，从"宫颈的位置在哪里"开始，以问答的形式为您阐释宫颈癌的病因、预防方式、筛查和诊断、治疗方式的利弊和副作用、治疗后带来的身体变化等。希望前面提到的健康女性、患者及家属可以通过阅读这本书，有如与门诊医生聊天一样，全方位地了解宫颈癌。所谓"知己知彼，百战不殆"，希望这本书能成为一个纽带，将读者与医生联结在一起，为预防、战胜宫颈癌增添一份力量。

郑虹

北京大学肿瘤医院

2022 年 4 月

目 录

七、得了宫颈癌，需要手术吗 ·· 60

一、认识宫颈

1. 宫颈的位置在哪里

首先，我们来定位一下宫颈。女性的盆腔结构中，前面是膀胱，后面是直肠，子宫位于膀胱与直肠之间，盆腔的中央。宫颈是连接子宫腔和阴道的纤维肌性器官，是子宫的门户，位于子宫的下端。子宫呈倒梨形，体积逐渐变小形成开口状，底部与宫颈上方相接，接连处称为宫颈内口，内口下面则是宫颈管，宫颈管下面与阴道相接的一端称为外口。宫颈前方是膀胱和尿道，后方是直肠，两侧紧邻输尿管，子宫动脉沿其侧上方走行。

宫颈一般被描述成圆柱形，实际上其前后壁常常是相对的。宫颈长约4cm，直径约3cm。经产妇的宫颈明显大于未生育女性的宫颈。生育年龄女性的宫颈明显大于绝经后女性的宫颈。

2. 宫颈的解剖有何独特之处

人体的器官，分为体表器官和内脏器官，而宫颈的一部分位于盆腔之内，属于内脏器官，一部分位于阴道的顶端，是可以看得见、摸得着的，又可被称为体表器官。所以，宫颈解剖的独特之处便在于，它是人体少见的"两栖"器官，既有内脏部分，又有体表部分。别看它只是子宫的一部分，无声无息，不痛不痒，但它却是一个非常特殊的器官。宫颈独特的解剖结构为我们早期发现、早期预防、早期诊断、早期治疗宫颈疾病带来了宝贵的、便捷的、可靠的、有效的诊治契机。

宫颈的解剖特点到底给我们带来了哪些契机呢？概括地说有4个最为明显的契机，那便是：①可见性；②可触性；③可检性；④可治性。

（1）可见性

有性生活的女性走进妇产科，医生大多数情况都会安排其进行妇科检查。当将窥器置于阴道之内，缓慢地推进至阴道顶端时，不仅仅可以看到阴道的全貌，也可以真真切切地看到宫颈突露于阴道的部分，包括它的大小、形态、色泽、有无病变等，同时还可以看到宫颈管内的分泌物是否正常。大多数女性子宫前倾，宫颈稍向后方进入阴道穹窿部，窥器检查可见宫颈外口朝向阴道后壁。窥器打开时，宫颈位于窥器中央，与阴道纵轴相协调。子宫后倾时，宫颈朝向阴道前壁，窥器显露宫颈可能会稍有困难，正确放置窥器并张开，能正常暴露宫颈。

（2）可触性

医生可以通过双合诊的方法，即一只手的食指和中指置于阴道内，另一只手置于下腹部，两手配合触诊阴道、宫颈、子宫和双侧附件的情况（附件包括输卵管、卵巢、相关韧带等），对宫颈的大小、形态、质地、有无接触性出血以及宫颈旁组织的情况均做出相应的判断。如果发现宫颈有病变，医生还需要采用三合诊的方法，即一只手的中指置于直肠内，食指置于阴道内，另一只手置于下腹部，更进一步触诊宫颈以及宫颈旁韧带组织的情况，从而对宫颈及其相邻组织器官有无异常等做出判断。通过双合诊、三合诊，宫颈的情况几乎可以一览无余地掌控在医生的双手之间。

（3）可检性

通过人乳头瘤病毒（HPV）检查、液基薄层细胞学检查（TCT）、阴道镜下活检、宫颈锥切、组织病理检查和免疫组化等方法明确宫颈有无病变。

（4）可治性

在诊断明确的情况下，医生可以依据不同的诊断采用不同的方法进行治疗，如医学指导、定期复查、药物治疗、局部手术（Leep术，冷刀锥切术）、全子宫切除术、宫颈癌根治术、同步放化疗等。

所以，有性生活的女性朋友们，千万不要排斥妇科检查，窥器检查和双合诊、三合诊对于发现宫颈疾病及其他许多妇科疾病至关重要，一定要尽量放松并努力配合。宫颈的"可检性"和"可治性"在后面的部分会有详细的介绍。

3. 宫颈有哪些组织学特点

虽然从字面上看，宫颈只是子宫的"脖子"，但实际上宫颈与子宫的组织学组成并不相同，宫颈并不属于子宫的一部分，甚至有医生视宫颈为一个独立的器官。

宫颈间质由致密的纤维肌性组织组成，其中分布有血管、淋巴管和神经，并形成复杂的血管神经丛。宫颈的血液供应来源于髂内动脉的子宫动脉宫颈支和阴道支。子宫动脉宫颈支沿宫颈侧方3点和9点的方向下行。宫颈静脉与动脉伴行，汇入腹下静脉丛。宫颈的淋巴管引流到髂内、髂外、髂总、闭孔和子宫旁淋巴结。

　　宫颈由不同类型的上皮所覆盖，宫颈管被覆上皮为腺上皮，宫颈阴道部则被覆鳞状上皮。鳞状上皮与柱状上皮交汇于鳞-柱交界（squamocolumnar junction，SCJ）。鳞-柱交界的位置是动态的，原始的鳞-柱交界位于宫颈管内，青春期和初潮时鳞-柱交界外移至宫颈阴道部，随鳞状上皮化生的发生形成新的鳞-柱交界。原始鳞-柱交界与新的鳞-柱交界之间发生鳞状上皮化生所形成的上皮区域即为转化区（transformation zone，TZ）或移行带。转化区的位置同样是变化的，并且大小不一，育龄期妇女多位于宫颈阴道部，绝经后转化区会退缩到宫颈管内。

　　有些读者看到这里会觉得这些医学专业术语有如天书，完全看不懂。但只有知道了正常宫颈的组织学组成以及特点，才能知道宫颈病变和宫颈癌发生的基础以及应对方法。作为患者或家属，只要记得宫颈癌大部分为鳞状细胞癌，好发生于转化区，宫颈腺癌好发于转化区或转化区上方颈管内的腺上皮就可以啦。

4. 宫颈鳞状上皮有什么特点

　　当妇产科医生用窥器检查宫颈时，肉眼可见宫颈外口。宫颈表面被覆来自阴道的鳞状上皮。通常情况下，肉眼看不见宫颈管腺上皮，后者在颈管上端与子宫腔内膜相延续。宫颈阴道内部分位于阴道顶端，被阴道前、后、侧穹隆包绕。通常大部分宫颈阴道部和整个阴道均被覆形状一致、非角化的复层鳞状上皮。由于成熟的鳞状上皮含有糖原，很容易被鲁氏碘液着色，即 Schiller 试验阴性，如果上皮不与鲁氏碘液发生反应，即碘不着色，称为 Schiller 试验阳性。

　　鳞状上皮最底层的细胞为单层圆形基底细胞，核大深染、胞浆少，附着于基底膜。基底膜将上皮层与其下面的间质分开。基底细胞分裂、成熟形成邻近的几层细胞，称为副基底细胞，同样核相对大而深染，胞浆嗜碱性，呈蓝绿色。这些细胞进一步分化和成熟，形成多边形中层细胞，胞浆丰富，细胞小而圆，篮网状排列。中层细胞再进一步成熟，形成大而扁平的表层细胞。表层细胞核小、致密、固缩，胞浆透明。总体来说，从基底层到表层，细胞逐渐增大，细胞核逐渐缩小。中层和表层胞浆含有丰富的糖原，在应用鲁氏碘液后可被染成棕褐色或者黑色。中层和表层细胞糖原形成是鳞状上皮成熟和发育正常的标志，细胞异常或成熟障碍时，糖原缺乏。这里是下文阴道镜检查为什么要涂碘以及碘不着色的理论基础。

5. 宫颈管柱状上皮有什么特点

宫颈管被覆柱状上皮，通常被称为腺上皮，由单层高柱状细胞组成。细胞核深染，紧邻基底膜。因为是单层细胞，厚度远远不及宫颈复层鳞状上皮。透过薄的单层细胞，可以见到间质血管，肉眼观察呈红色。宫颈管腺上皮在颈管顶端与子宫腔下段的子宫内膜相移行，下端在鳞-柱交界与鳞状上皮交汇。柱状上皮覆盖宫颈阴道部的范围取决于年龄、生育状况、激素水平以及是否绝经。宫颈管的柱状上皮并不形成平坦的表面，而是陷入宫颈间质形成宫颈管腺上皮隐窝，这些隐窝可从宫颈表面深入下方5~6mm，黏膜皱褶和隐窝组成的复杂结构使得柱状上皮呈颗粒状外观。柱状上皮没有糖原和细胞核分裂象。因为胞浆缺乏糖原，应用鲁氏碘液后柱状上皮不着色或由于薄层碘溶液残留而轻微变色。

6. 宫颈触诊或宫颈活检时会很疼吗

宫颈受腹下神经丛的支配，其内膜分布有广泛的感觉神经末梢。宫颈阴道部神经末梢少，妇产科医生做妇科内诊时宫颈部位很少会感觉到痛感。有充分的证据证实，局部麻醉能有效防止宫颈活检、热凝和冷冻等手术所引起的不适，实际上多数患者能很好地耐受这类手术的操作。可能是由于分娩过程中末梢神经受损，经产妇宫颈的感觉会有所降低。宫颈管内膜含有丰富的交感和副交感神经，扩张和/或搔刮宫颈管内膜偶尔会引起血管迷走神经反射。

7. 宫颈鳞状上皮化生是怎么回事儿

由于鳞状上皮和柱状上皮高度不同，有时鳞-柱交界呈现为清晰的阶梯状交界线。在女性的一生中，鳞-柱交界相对于宫颈外口的位置不是固定不变的，受到许多因素的影响，如年龄、激素状态、分娩损伤、口服避孕药、妊娠等。儿童期、月经初潮、青春期、育龄早期所见到的鳞-柱交界被称为原始的鳞-柱交界，是胚胎期形成的柱状上皮和原始鳞状上皮汇合点，儿童期或月经初潮前后，原始的鳞-柱交界位于或非常接近宫颈外口。青春期和育龄期后，在雌激素的作用下，宫颈扩大，颈管延长，宫颈管下段柱状上皮外移至宫颈阴道部，这种情况被称为柱状上皮外移或者异位，肉眼观察宫颈阴道部呈现鲜红色，有时会被错误地称为糜烂或溃疡。此时原始的鳞-柱交界位于宫颈阴道部，远离宫颈外口。妊娠期的柱状上皮外移更为明显。当外移的柱状上皮暴露于酸性的阴道环境中，保护柱状细胞的黏液缓冲作用受到干扰，柱状上皮被破坏，最终被新形成的鳞状上皮所取代，这个过程也称为化生。化生的过程起始于原始的鳞-柱交界，朝向宫颈外口向心性进展，贯穿整个育龄期直至绝经。这样新的化生鳞状上皮和柱状上皮之间形成了新的鳞-柱交界。原始鳞-柱交界与新形成的鳞-柱交界之间的范围就是刚刚提到过的转化区。

鳞状上皮化生是一个不可逆的过程，化生形成的鳞状上皮不能逆转为柱状上皮。新形成的未成熟化生上皮可以向两个方向发展，在绝大多数女性中发育成成熟化生的鳞状上皮，即类似于含有糖原的正常原始鳞状上皮。在极少数女性中，有可能会发育成一种不规则的非典型增生上皮。高危型 HPV 可以感染未成熟的基底层化生鳞状细胞，其中极少数会转变成癌前病变细胞，这些非典型细胞不受控制地增殖和增生，将导致异常非典型增生上皮的形成。非典型增生上皮可以逆转、持续存在，或是数年后进展为浸润癌，取决于 HPV 感染是否形成转化感染。

8. "宫颈糜烂"需要治疗吗

上文我们详细讲解了宫颈的组织学组成，鳞状细胞和柱状细胞各自的特点，以及什么是鳞状上皮化生，我们不难认识到，"宫颈糜烂"很大可能就是一种生理现象，是对"宫颈柱状上皮外移"的一种形态学描述而已。所以"宫颈糜烂"绝大多数并不是病，也没有什么"一度两度三度"，连病都不是，还谈什么治疗呢。

还有些读者担心，"宫颈糜烂"是不是在告诉我们宫颈有炎症，其实不然，宫颈炎是宫颈上面的炎症，宫颈外口外的柱状上皮不会把宫颈上的炎症拉出来，而炎症也不会把柱状上皮给拽出来。简单点说，就是"宫颈糜烂"和宫颈炎之间，没有必然联系。同样的道理还有："宫颈糜烂"和 HPV 感染之间，"宫颈糜烂"和宫颈息肉之间，"宫颈糜烂"和宫颈肥大之间，"宫颈糜烂"和宫颈癌之间，都没有什么必然的联系。因此，作为患者，应该"就事论事"，如果有阴道炎就治疗阴道炎，如果患了宫颈炎就治疗宫颈炎，但并不需要针对单纯的"宫颈糜烂"做任何治疗。目前市场上宣传的治疗"宫颈糜烂"的诸多方法，无论是塞药还是阴道镜、激光、微波、冷冻等，虽然它们的确能把宫颈看上去的所谓糜烂消除掉，但实际上它们没能解决任何问题，是不折不扣的过度医疗。

"宫颈糜烂"也不是导致宫颈癌的元凶，HPV 才是。宫颈癌也并不一定伴随有宫颈糜烂，很可能看起来光滑的宫颈，细胞已经在默默发生恶变。因此，大可不必在发现"宫颈糜烂"时为了宫颈癌忧心忡忡，同样，无论有没有"宫颈糜烂"，都不能忽视宫颈癌筛查。

（蔡艳）

二、宫颈癌概述

1. 宫颈癌的发病率很高吗

宫颈癌发病率在女性恶性肿瘤中排第 2 位，根据世界卫生组织的数据，每年有新增病例 53 万，约 25 万女性因宫颈癌死亡，其中，约 80% 的死亡病例发生在发展中国家。西方发达国家由于宫颈癌筛查的普及，宫颈癌发病率缓慢下降。在中国每年新增宫颈癌病例约 14 万，死亡约 3.7 万。可见，宫颈癌是危害我国女性健康与生命的重要疾病。

在不同经济状况的国家、地区，宫颈癌的发病率和死亡率有着明显的差异。与发达国家或地区相比，发展中国家或地区宫颈癌的发病率和死亡率明显较高。发达国家宫颈癌病例仅占全球病例的 20%。城市宫颈癌发病率和死亡率低于农村。世界范围内，发病率从北美、澳大利亚等地的不到 6/10 万，到部分非洲国家的超过 30/10 万。我国宫颈癌患者的分布主要集中在中、西部地区，农村高于城市，山区高于平原。宫颈癌可发生于任何年龄的妇女，20 岁以前罕见，40~60 岁为发病高峰，60 岁以后呈下降趋势。近年来，宫颈癌的发病有年轻化趋势。

2. 宫颈癌的病因是什么

宫颈癌是目前病因明确的癌症之一，人乳头瘤病毒（HPV）持续感染是国内外公认的致病因素。近年来的相关资料表明，绝大多数的宫颈癌是由高危型 HPV 感染导致的，而其中与宫颈癌相关性最强的是 HPV16 以及 HPV18 的感染。随着越来越多的研究开展，人们发现生活习惯对于宫颈癌的发生也有着一定的影响，如过多吸烟、营养不均衡、过早性生活（<16 岁）、多产、性生活混乱，尤其性卫生不良以及有高危性伴侣，在这些人群中，宫颈癌发生的相对危险性有明显增高的迹象。这些因素除了带来直接损伤与炎症刺激反应外，更重要的是，可以引导致癌因子人乳头瘤病毒（HPV）入侵正常细胞。国际上报告口服避孕药与宫颈癌有一定联系，男性包皮过长所隐藏的污垢也会增加女性患宫颈癌的概率。流行病学调查显示，受教育程度低的妇女相对更容易发病。营养因素也很重要，叶酸缺乏会增加浸润性宫颈癌的发生率，适当多摄入深绿色、深黄色的水果以及蔬菜，

可以使女性患宫颈高级别上皮内病变的风险下降接近 50% 甚至更多，低硒和低锌对宫颈癌的发生有增效作用。甚至，近期有精神创伤，也可能对某些强致癌因素有促进作用。所以，养成积极健康的生活习惯对预防宫颈癌是极为重要的。

3. HPV 感染很常见吗

HPV 感染非常常见，一项基于美国人群的研究显示，有性行为的男性和女性一生中感染 HPV 的概率高达 85%~90%，而在我国，每年女性宫颈 HPV 感染人数已高达 4 500 万。大部分 HPV 感染是一过性的，临床症状不明显或无临床后果。感染的持续时间一般为 8 个月。感染后，约 90% 受感者体内的病毒会在 1~2 年内自行清除。少部分女性病毒感染持续存在，在其中更小一部分女性中，病毒会整合到宫颈上皮细胞的细胞核中，从潜伏感染转变为转化感染，这些女性进展为癌的风险较高。

4. 感染了 HPV 就等于得了宫颈癌吗

这个问题是很多女性担忧的，但其实大可不必过于惊慌。研究表明，持续感染高危型的 HPV，是宫颈癌及癌前病变发生的必要因素。绝大多数宫颈癌患者的体内都能检测出这种病毒。

然而，感染了 HPV 并不一定会患宫颈癌，因为每个健康女性体内都有一定的免疫力。凡是有性生活的女性都有可能通过性接触而感染 HPV，约有 80% 的女性在其一生中都感染过这类病毒。研究证实，感染 HPV 后，大多数女性的免疫系统可以把入侵体内的 HPV 清除。只有少数女性由于无法消灭进入体内的 HPV，造成 HPV 持续感染，有可能引起宫颈癌前病变。其中有部分患者会进一步发展成为宫颈癌，这一过程约为 5~10 年。

感染 HPV 后是否会进展为宫颈癌，还与 HPV 的类型有关。HPV 大约有 100 多种亚型，目前确认的能够感染宫颈的 HPV 共有 13 种致癌型，即所谓的高危型 HPV。来自世界各国的宫颈癌研究发现，HPV16 型和 HPV18 型在宫颈癌患者中的感染率最高。反之，如果未感染致癌型 HPV，则意味着未来 5 年甚至更长时间内，发生宫颈癌或癌前病变的风险极低。

从宫颈或邻近部位上皮取样进行致癌性 HPV 检测，可明确是否有 HPV DNA 的存在。但是，致癌型 HPV 检测阳性，不一定意味着 HPV 的致病性感染，可能为病毒潜伏感染，甚至病毒仅仅存在于上皮表面，不具有活性，没有发生增殖。

即使感染 HPV，也不代表会发生宫颈癌或癌前病变。年轻女性的 HPV 感染多为一过性感染，不会导致疾病。HPV 感染可能表现为增殖性，不一定会增加宫颈癌前病变的风险。致癌型 HPV 的检测阳性不能区分潜伏感染、增殖性感染和极少数的转化感染，幸运的是，越来越多的生物标志物能够很好地帮助我们理解疾病进展的生物学通路。在 HPV 感染的不同阶段可以检测不同的病毒或者细胞产物，如 HPV 蛋白，替代标志物如 P16 等，帮我们分析病毒的活性，反映进展为宫颈癌的风险。

5. 宫颈癌好发于宫颈什么部位

宫颈病变及宫颈癌好发于宫颈转化区。宫颈转化区是指位于宫颈管原始的、未受到影响的柱状上皮和来自阴道和宫颈阴道部的原始鳞状上皮之间的上皮区。宫颈管内的柱状上皮外移至宫颈外表面即宫颈阴道部，这个过程可以发生在不同的时间，有不同的速率，一般发生于青春期前和初潮间。暴露于偏酸性阴道环境中的宫颈阴道部的柱状上皮经历鳞状上皮化生，形成生理性转化区。这个过程完成后，有可能抵挡住 HPV 的感染。但在化生的过程中，动态变化的转化区容易感染 HPV。HPV 可能感染转化区上皮的基底层细胞，少数情况下会导致宫颈上皮非典型增生。为什么有些女性会发生上皮非典型性增生，而其他女性不会，原因尚不明确。多数女性在正常性生活初期都会感染致癌性 HPV，绝大多数都能自然清除病毒，不会导致疾病。

6. "宫颈糜烂"会变成癌吗

一些女性以为"宫颈糜烂"会引起宫颈癌，因而对"宫颈糜烂"感到非常恐惧。但其实，这两者并没有必然的联系。从医学上说，女性宫颈管内的柱状上皮外翻，替代宫颈鳞状上皮，医生在检查时，会发现宫颈局部充血呈现红色，呈现出"糜烂"状，称之为"宫颈糜烂"。"宫颈糜烂"并非真正意义上的"烂"，它大多是一种生理现象。女性在青春发育期前和绝经期，由于体内雌激素水平相对低，所以"糜烂"也少见。

值得注意的是，"宫颈糜烂"也可以是一种常见的炎症状态。早期宫颈癌在外观上和"宫颈糜烂"的表现非常相似，容易混淆。因此，如果在妇科检查中发现"宫颈糜烂"，不能掉以轻心，需要通过进一步的细胞学检查及活组织检查来明确诊断，排除宫颈癌的可能，并正确治疗。

（蔡艳）

三、宫颈癌可以预防吗

（一）什么是 HPV

1. HPV 是什么意思

HPV，中文全称人乳头瘤病毒，对应的英文全称是 human papilloma virus，HPV 就是英文首字母缩写。

HPV 是一种球形 DNA 病毒，电镜下观察病毒形态十分漂亮，形态饱满，像"绣球花"。HPV 主要通过性接触传播，它可以引起人体表面的多种疣以及疣状增生，与癌症的发生也有关系。HPV 的致病性很强，良性疾病中常见的尖锐湿疣、皮肤丝状疣都与 HPV 感染有关，而恶性疾病中，90% 以上的宫颈癌都与 HPV 感染有关，其他妇科恶性肿瘤中，如发病相对罕见的阴道癌和外阴癌，部分也与 HPV 感染有关。

2. HPV 是怎么发现的，为什么受到广泛关注

HPV 与宫颈癌的致病关系由德国科学家哈拉尔德·楚尔·豪森最早于 1976 年提出，因为证明这一假说，他在 2008 年获得诺贝尔生理学或医学奖。他发现 HPV 可能在肿瘤中以一种不活跃的状态存在，通过对病毒 DNA 的特定检测，发现只有一些类型的 HPV 可以引发癌症。他在宫颈癌切片发现了新的 HPV DNA，随后鉴定为 HPV16 型，并逐渐了解到 HPV 致癌的作用机制，从而研发针对 HPV 的预防疫苗。HPV 对全球公共健康体系造成了很大负担，全世界所有癌症的 5% 与这一病毒的持续感染有关。在已知的 100 多种 HPV 中，近 40 种影响生殖道，有 13 种与宫颈癌的高致病风险有关。

3. HPV 在自然界广泛存在吗，有多少种类型

HPV 在自然界广泛存在，因此人感染 HPV 也十分普遍。目前，在自然界鉴定出 200 多种 HPV DNA 的型别，根据致病能力的不同，分为高危型和低危型，高危型是导致宫颈癌前病变或宫颈癌的主要元凶，低危型可以导致生

殖道疣等良性病变。目前已经明确了 13 种高危型别，分别是：16、18、31、33、35、39、45、51、52、56、58、59 和 68 型。有时临床检测能具体精确到某一种型别，有的检测会统称 13 种高危 HPV 检测，不再具体细分。研究发现，对于中国人群，16、18 型是宫颈癌相关感染发生率最高、致病力最强的 2 个型别。性接触是 HPV 最主要的传播途径，因此性活跃、性伴侣数多的人群感染率极高。此外，间接接触传染也是目前社会中感染 HPV 的另一重要途径，包括接触感染者使用过的物品，如床单、浴巾、浴池、马桶圈等等，酒店、泳池、洗浴中心都成为"高危场所"。

4. 高危型 HPV "高危"在哪里

高危 HPV 感染的危险性体现在感染后的结局，即会导致以宫颈癌为主的恶性肿瘤，其他还有阴道癌、外阴癌、喉癌等。女性是 HPV 感染的最大受害者。

我国每年新发宫颈癌病例数约占全世界新发病例数的 1/5，严重危害我国女性生命健康。虽然早期宫颈癌 5 年生存率可在 90% 左右，但手术或放化疗将严重影响患者的生活质量，特别是目前宫颈癌发病率呈现年轻化趋势，患者预期寿命延长，治疗后并发症的影响对患者身心健康和家庭和睦等都有着不可估量的长远影响，而目前晚期宫颈癌及复发后宫颈癌的治疗依旧棘手。

5. 低危型 HPV 会有哪些危害

除去有致癌风险的高危型别，自然界中 100 多个低危型别的 HPV 感染对人体也不是零危害。低危型 HPV 主要引起肛门、外生殖器、尿道口、阴道下段等部位尖锐湿疣，以及低度宫颈上皮内瘤变，即 CIN Ⅰ。另外还有皮肤科常见的皮肤丝状疣。常见的型别包括 HPV6、11、30、39、42、43、44 等亚型。这些 HPV 感染导致的良性疾病有症状后往往也需要治疗，但病情常容易出现反复，增加治疗负担，影响患者心情，也有传播给他人的风险。一般可选择物理治疗，但根本上需要加强患者机体免疫力，增强人体自身清除 HPV 的能力。

6. HPV 存在于人体的什么部位

人是 HPV 的唯一宿主。HPV 最易存在于人体皮肤或黏膜层。HPV 最容易导致宫颈癌，宫颈也是常见的感染/寄存部位。病毒经过各种方式的接触停留在阴道内，当人体免疫不足以清除病毒时，病毒会侵入宫颈上皮细胞，在胞内增殖，随着细胞凋亡再次释放，感染其他细胞，完成病毒载量的扩增。作为一种 DNA 病毒，高危型 HPV 还可以整合到人体 DNA 序列中，干扰正常细胞的生理活动，逐渐导致细胞出现癌前病变，累积的损伤最终导致癌变。

（二）HPV 感染与宫颈癌的关系

1. 人感染 HPV 的途径有哪些

大约 80%~90% 的人都会在一生当中感染 HPV，感染高危型 HPV，会给身体健康带来危害。因此，为了降低 HPV 的感染概率，了解 HPV 感染途径，提前采取措施进行规避，是十分必要的。

通常来说，HPV 感染主要包括以下三大途径。第一种途径，也是最主要的途径，就是性传播途径，研究表明，HPV 感染的主要途径是性传播。在有性生活的女性当中，大约 60%~80% 的人都会感染 HPV，尤其是初次性生活年龄小以及性伴侣数量多的女性，感染 HPV 的概率会增高。第二种途径是间接传播，部分 HPV 感染是通过间接途径，最常见者为日常生活用品如内裤、浴巾、浴盆等。因此，外出、旅游者应重视。还有可能通过自体接种传染，在临床上发现外生殖器或肛门尖锐湿疣的患者，其手常接触尖锐湿疣，通过手将病毒传染到身体其他部位皮肤黏膜而引起手部或其他部位的尖锐湿疣。观察进一步证实了生殖器尖锐湿疣可通过手与生殖器接触而引起自体传染。第三种途径是母婴产道传播，孕妇持续感染 HPV，可能会导致宫颈病变，因而造成胎儿宫内感染，进而导致新生儿喉乳头状瘤等。不过这种情况的发生概率比较低。

2. 我们都有很高的感染 HPV 的可能性吗

是的。由于 HPV 广泛存在于自然界中，因此不论男女老少，每个人都有很高的可能性在日常生活中通过各种形式的接触感染 HPV。前面提到性接触是感染 HPV 的最主要途径，一般感染都是男女双方共同感染，所以从预防开始，到病毒筛查，以及后续的感染后治疗、监测，都应当与性伴侣共同进行，只有这样才能做到有效地预防和保护。另外就是选择正规、消毒合格的酒店、浴室或泳池等公共场所，做好自我防护。

3. 哪个型别的 HPV 感染与宫颈癌关系最密切

目前全世界公认，也是我国研究证实与宫颈癌关系最为密切的 HPV 型别是 16 与 18 型，当然，31、51、52 等型别目前发现感染者的比例也在逐渐升高，特别对于重复感染的人群。所以，分型比定量更重要，型别检测对于临床更具有指导意义，临床上更推荐进行 HPV 型别检测，而非 DNA 含量检测。

4. 为什么说宫颈癌是可预防的癌症

癌症能不能预防，取决于导致它发生的病因是否明确。目前研究发现，宫颈癌的发生绝大部分与 HPV 感染有关。也就是说，HPV 感染是导致宫颈癌发病的重要原因或危险因素，因此，只要能有效预防或控制这种病毒，就能预防宫颈癌。宫颈癌之所以能成为可以被有效预防的癌症，要感谢 HPV 疫苗的诞生和应用，以及宫颈癌联合筛查的普及。让人欣慰的是，HPV 疫苗，即大家熟知的所谓"宫颈癌疫苗"，在应用上已经十分成熟。美国国立癌症研究所数据库（Surveillance，Epidemiology，and End Results）的数据统计显示，近 20 年美国宫颈癌发病率显著下降了 60%，可以说是近代肿瘤预防领域取得的最优异的成绩，这得益于 HPV 筛查以及 HPV 疫苗接种的普及。

需要注意的是，宫颈癌并不是简单地只跟 HPV 有关，还和一些其他因素，包括遗传易感性、环境因素等有关，因此，没有感染 HPV，并不能保证绝对不得宫颈癌，但未感染 HPV 会大大降低患癌概率。因此我们可以说，宫颈癌在很大程度上是可以预防的癌症，并且已经有了成熟的预防措施，但尚不能做到绝对避免宫颈癌发生。

5. 预防 HPV 感染可以 100% 预防宫颈癌吗

这里需要特别强调一个容易混淆的概念：HPV 疫苗不等于"宫颈癌疫苗"，把 HPV 疫苗称为"宫颈癌疫苗"是一个错误的概念和叫法，因为预防 HPV 感染并不能 100% 预防宫颈癌。HPV 疫苗能够很大程度地预防 HPV 感染，也能显著降低 HPV 感染相关宫颈癌的发生；预防 HPV 不能绝对预防宫颈癌的发生，因为还有小部分宫颈癌的发生独立于 HPV 感染，与其他致病因素相关。所以 HPV 的筛查和宫颈癌的筛查是两种筛查，要同时进行，分别对待。

6. 哪些办法可以帮助我们有效降低 HPV 感染的风险

HPV 感染虽然很常见，但也可以通过积极的策略进行预防，有效降低 HPV 感染。通常包括以下几个方面。首先，要尽量避免吸烟饮酒。调查发现，长期吸烟者患湿疣的概率比正常人更高。吸烟饮酒会使人体的免疫系统抵御有害物质的能力降低，导致疾病发生。其次，要杜绝不洁性行为。HPV 感染以及湿疣病变常见于一些性活跃的年轻男性和女性。首次性交早于 19 岁、性伴侣多的人，感染湿疣的风险明显增高。再次，要注意个人卫生，积极治疗其他传染病，包括生殖器疱疹、淋病、滴虫病等，真菌感染可降低身体对疾病的抵抗力，也可引起交叉感染。需要保持阴部清洁，内衣清洗、更换频繁，在公共场合防止感染。最后，要多加锻炼提高身体抵抗力。

7. 从 HPV 感染到发展为宫颈癌需要多长时间

从 HPV 感染到宫颈癌发生是一个相对漫长的过程，没有绝对的时间范围，但就流行病学调查结果来看，一般需要 5~20 年的时间。在这个过程中，宫颈病变会经历从低级别癌前病变到高级别癌前病变再到癌的一个组织学变化过程。发展的速度和严重程度与感染病毒的致病能力、病毒载量、机体的防御清除能力、宫颈局部的状态等因素有关。这样一个相对较长时间的发病过程，给了我们充足的时间去做好预防和筛查。争取在早期发现和处理，在癌前病变阶段遏制住宫颈癌的脚步。

8. HPV 感染是如何导致宫颈癌变的

HPV 导致宫颈癌发生是个动态发展的漫长过程。病毒首先经过各种方式的接触停留在阴道内，当人体免疫不足以清除病毒时，病毒会侵入宫颈上皮细胞，在胞内增殖，随着细胞凋亡再次释放感染其他细胞，完成病毒载量的扩增。作为一种 DNA 病毒，高危型还可以整合到人体 DNA 序列中，干扰正常细胞的生理活动，逐渐导致细胞出现癌前病变，累积的损伤最终导致癌变。

9. 应该选择什么样的 HPV 检测项目

目前，各个医疗机构中可以见到两种类型的 HPV 检测。一种是 HPV 型别定性检测，拿到的报告中会重点明确常见 13 种高危 HPV 型别以及其他低危型别的感染情况。对于高危型别，有的检测机构能具体到哪一种，有的检测机构会统称为"高危型别"而不具体细分。另一种是 HPV DNA 载量检测，检测报告显示一个数值，反映感染各类型 HPV 的病毒核酸总量，一定程度上可以反映病毒的感染程度，以及是否处于活跃的病毒复制阶段，但却无法明确高危、低危型别，对临床的指导价值不如 HPV 型别检测。前者是更推荐的，因为目前临床上对于 HPV 高危型别感染但 TCT 阴性的患者仍然推荐进行阴道镜下活检，从而降低筛查的假阴性率。

10. 发现 HPV 感染需要马上治疗吗

需要强调的是，针对 HPV 感染本身，临床上没有疗效确切的治疗方法，治疗只针对 HPV 感染引起的病变，包括癌前病变和浸润癌，而不针对 HPV 本身。因此，对 HPV 感染的处理，可以总结为 5 个字——"治病不治毒"。因此，当发现 HPV 感染时，不需要马上开展治疗，而应及时进行宫颈癌筛查明确有无宫颈病变，决定是否需要进一步诊断或治疗。

11. 诊断 HPV 感染后需要注意什么

当查体发现 HPV 感染时，首先不要过度紧张。因为人群中 HPV 感染的概率很高，目前筛查普遍且频率较高，所以人群中发现 HPV 感染的概率也大大提高，HPV 感染是很多医院妇科门诊就诊的常见问题。考虑到 HPV 感染本身没有确切的治疗方法，且有很高的自愈可能性，我们需要关注的不是 HPV 感染，而是病毒感染可能引起的病变。因此无论是否为首次发现 HPV 感染，由于不确定最初感染的时间，都应当到正规可靠的医疗机构进行妇科检查及宫颈脱落细胞学筛查，甚至直接行阴道镜的检查。若细胞或组织病理学结果为阴性，需要增强免疫力，并且在 6~12 个月内复查，以后每年定期筛查至阴性可逐渐延长筛查间隔。对于低危 HPV 感染导致的湿疣类病变，可以考虑局部上药或行物理治疗。需要注意的是，有性接触的男女双方都应当检查，并注意使用避孕套等工具降低性接触传播概率。

12. 感染了高危 HPV，下一步要做什么

一旦感染高危 HPV，就需要结合年龄和 TCT（液基薄层细胞学检查）的结果决定进一步处理方式。若 TCT 提示异常，不论是低级别鳞状上皮内病变（LSIL）、高级别鳞状上皮内病变（HSIL）还是不能明确意义的非典

型鳞状细胞（ASCUS），均应该继续进行阴道镜检查及活检，进一步明确组织学病理检测。对于绝经后女性、有宫颈癌前病变或宫颈癌病史的患者，单一高危 HPV 感染也应警惕细胞学结果假阴性可能，需要积极完善阴道镜检查及组织病理活检。如果活检病理发现宫颈上皮内瘤变或早期癌，都应积极手术处理，首选进行宫颈锥切，目的是切除病灶，并进一步明确诊断。若活检病理阴性，高危 HPV 感染需要密切随诊，观察感染的转归情况，因为持续的感染是导致宫颈病变的必要因素。

（三）HPV 疫苗

1. HPV 疫苗的原理

制备的疫苗通常是用灭活或减毒的病原体制成的生物制品，将它接种于人体，促使人体产生相应的抗体，从而提高对特定传染病的抵抗力。HPV 疫苗原理和其他类型的疫苗一样，目前预防型疫苗主要是接种 HPV 蛋白病毒样颗粒，该颗粒作为靶抗原，可以与人体的免疫器官发生反应，从而产生抗体来中和病毒，并协助淋巴细胞来清除病毒感染。

我们可以借助军事演习来理解这个过程，通过在可控范围内的打击，来提高防御能力。HPV 疫苗作为一种可控的"打击"，刺激人体产生抵抗力，当再次遇到 HPV 时，免疫系统就会依循原有的记忆，制造更多的保护物质，来阻止 HPV 对人体的伤害。

2. 四价、九价 HPV 疫苗中的"价"是什么意思

同一种病毒，由于表面抗原不同，会存在很多不同亚型，如流感病毒，有甲型、乙型、丙型等，我们最熟悉的甲流就包括 H1N1、H5N1、H7N9 等不同亚型。与流感病毒类似，HPV 也存在不同亚型。根据研究报道，目前科学家已鉴定出超过 100 种 HPV 类型，其中 13 种为高危型别，包括 16、18、31、33、35、39、45、51、52、56、58、59、68 型，均有较高的致癌风险。前面提到的 16 型与 18 型是我国最主要致病亚型。疫苗中的"价"即为疫苗所针对的病毒亚型数量，"价"越高，覆盖的病毒亚型越多。现有的 HPV 疫苗，分为二价、四价、九价，二价对应高危型 16、18 亚型；四价对应高危型 16、18 亚型及低危型 6、11 亚型（可预防尖锐湿疣等）；九价对应高危型 16、18、31、33、45、52、58 及低

危型 6、11 亚型。除去上述现有疫苗，仍在研究阶段的还有三价、六价、十一价、十四价等等，涵盖型别不甚相同。

3. 目前市场上共有几种可供选择的 HPV 疫苗

2006 年以来，全球范围已获批上市的疫苗均为预防型疫苗，分为二价、四价、九价三种类型。我国目前已上市可供选择的疫苗有 4 种：国产二价、进口二价、进口四价、进口九价。

4. 应该选择哪种疫苗

疫苗的选择需要结合自身的情况。

首先，就年龄而言，越早接种越好！研究显示，未发生性行为的女性接种 HPV 疫苗获得的预防效果最佳。世界卫生组织《HPV 疫苗立场文件》及我国《子宫颈癌综合防控指南》明确指出，15 岁以下性活跃前的女孩是 HPV 疫苗接种的最佳人群。根据研究报告，我国女性感染 HPV 的第一个高峰是 15~24 岁，因此，推荐青少年女性尽早接种 HPV 疫苗。上述提到的国内现有的 4 种疫苗的接种年龄分别为：国产二价 9~45 岁，进口二价 9~45 岁，进口四价 20~45 岁，进口九价 16~26 岁。

其次，关于"价数"问题，目前公众普遍认为，疫苗预防的效果九价>四价>二价，但世界卫生组织在 2017 年发布的《HPV 疫苗立场文件》明确指出，3 种 HPV 疫苗在免疫原性，预防 HPV16、18 相关宫颈癌方面具有相似的效力。目前我国市场，二价和四价疫苗供货充足，九价经常出现供不应求甚至断货情况，没有必要因为一定等待九价疫苗而错过最佳接种年龄。HPV16、18 的持续感染是导致宫颈癌发生的主要原因，而 3 种 HPV 疫苗均可有效预防 HPV16、18 持续感染造成的病变，因此我们建议及早接种，及早保护。

最后，关于价格问题，目前我国 HPV 疫苗属于公民自费自愿接种的疫苗，并非国家免疫规划疫苗。此外，除了国产二价疫苗推荐 9~14 岁女孩注射 2 针之外，其他品种都需注射 3 针，因此也需结合自身情况进行选择。

5. HPV 疫苗接种的最佳年龄段

目前有确凿证据显示，未发生性行为的女性接种 HPV 疫苗，将获得最佳预防效果。对于 HPV 的最佳接种年龄范围，不同国家、地区和不同机构的指南推荐略有不同，但统一认为在理想情况下，HPV 疫苗应该在青春期早期进行。世界卫生组织明确指出，15 岁以下开始性生活前，是接种 HPV 疫苗接种的最佳时机。世界卫生组织《HPV 疫苗的立场文件》建议，HPV 疫苗引入应作为预防宫颈癌和其他 HPV 相关疾病战略的一部分，在首要目标人群（9~14 岁女性）和次要目标人群（15 岁及以上女性）中开展 HPV 疫苗接种。我国指南推荐最佳年龄段为 9~15 岁，男孩女孩都需要，一方面因为在开始性生活前，几乎没有感染 HPV 的可能，随着年龄增大，特别是随着性生活开始，暴露于 HPV 的风险增高，在发生性行为之前接种，获益会更高；另一方面是因为青少年的免疫活力最强，接种后产生的有效抗体丰度最高，随之疫苗接种产生的保护作用也相对较强。随着社会的发展，各种信息纷繁复杂，青少年发生初次性行为的年龄逐渐降低，我国《子宫颈癌综合防控指南》将 13~15 岁的女孩作为 HPV 疫苗的重点接种对象。

6. 我国批准接种 HPV 疫苗的年龄上限

我国目前上市的 4 种 HPV 疫苗接种人群年龄上限分别为：国产二价为 45 岁，进口二价为 45 岁，进口四价为 45 岁，进口九价为 26 岁。不同于二价和四价疫苗的年龄上限 45 岁，九价疫苗上限为 26 岁，一方面是因为九价疫苗在国内上市之前临床试验的人群年龄为 16~26 岁，现在尚无 26 岁以上人群接种 HPV 九价疫苗的有效性的临床数据，另一方面也受产能影响，由于九价 HPV 疫苗产能受限，常常供不应求，考虑卫生经济学效益，其年龄上限目前为 26 岁，并且是作为一个必选项进行全民推荐接种。在美国批准的年龄上限是 45 岁，其中对于 27~45 岁从未接种过疫苗的妇女，需要医生来评估可能感染新的 HPV 型别风险大小以及 HPV 疫苗接种是否有益。对于超过 45 岁的女性，不论国内外都明确不再建议接种 HPV 疫苗，更推荐进行宫颈癌定期筛查。

7. 超过 26 岁接种疫苗还有意义吗

首先要理解，26 岁这个年龄限制是九价疫苗在我国的获批年龄上限，前文也提到了这个年龄上限的设置原因。在美国等其他国家，九价疫苗的获批年龄上限也是 45 岁，因此，并非 26 岁以后就不能接种 HPV 疫苗。分为下面两种情况进行评估：

对于超过 26 岁未有过性生活的女性而言，可以被认为基本没有暴露于 HPV 的风险，接种 HPV 疫苗仍可获益，但基于各类疫苗获批年龄不同，超过 26 岁的女性目前可接种的疫苗为二价和四价。对于此部分女性，我们也推荐越早接种越好。当然，如果一辈子都不准备有性生活，也可以选择不接种。

对于超过 26 岁已有性生活的未处于妊娠期的女性而言，如近期无生育计划，只要在接种年龄范围内，仍可考虑接种 HPV 疫苗。现在认为此部分女性既往已有暴露于 HPV 感染的风险，接种疫苗获益较未暴露者降低，但仍具有保护作用。

8. 有性生活再接种 HPV 疫苗还有用吗

虽然在指南中推荐在有性生活之前接种，但是有性生活之后也是可以接种 HPV 疫苗的。性接触是 HPV 感染的主要途径，但并非唯一途径，正如前文提到的，有性生活之后 HPV 的感染机会将急剧增加。然而，这并不意味着有性生活之后的女性一定会感染 HPV。因此，只要在接种疫苗的适龄范围内，不论男女都可以接种 HPV 疫苗，接种疫苗都可以帮助预防 HPV 的新发或持续感染，从而达到预防宫颈癌前病变、宫颈癌的目的。

9. 接种 HPV 疫苗前需要进行 HPV 筛查吗

接种 HPV 疫苗前是不需要进行 HPV 筛查的。也就是说是否感染 HPV，对于是否选择接种 HPV 疫苗没有影响。人体的 HPV 感染是一个动态过程，而且 HPV 的感染是很常见的，约 85%~90% 有性生活的男性和女性，一生中都曾感染 HPV，90% 以上的生殖道 HPV 感染在 18 个月左右可清除，仅小部分会持续感染。因此，接种前筛查 HPV 是没有必要的。若在近期常规体检进行了 HPV 检测，不论结果是什么，比如发现感染 HPV，都不用过于纠结，甚至就医咨询是否需要接种疫苗，有条件仍然可以考虑接种 HPV 疫苗。

10. HPV 疫苗要接种几针

不同 HPV 疫苗注射次数不完全相同，具体如下。

国产二价：9~45 岁女性需注射 3 针，分别于第 0/1/6 个月；对于 9~14 岁女童，目前也有证据表明其接种 2 针的效果不劣于 15~24 岁女性接种 3 针。因此，美国建议 15 岁之前的女童可接种 2 针，分别于第 0/6 个月，我国专家也给了相同的推荐意见。

进口二价：9~45 岁女性需注射 3 针，分别于第 0/1/6 个月。

进口四价：20~45 岁女性需注射 3 针，分别于第 0/2/6 个月。

进口九价：16~26 岁女性需注射 3 针，分别于第 0/2/6 个月。

11. 男性也需要接种 HPV 疫苗吗

男性也是推荐接种 HPV 疫苗的。德国生物医学家哈拉尔德·楚尔·豪森因发现宫颈癌成因，于 2008 年获得诺贝尔生理学或医学奖，被称为 HPV 疫苗之父。他在 2020 年 10 月的第三届世界顶尖科学家论坛中，推荐男性接种。他认为，男性虽然不会患宫颈癌，但男性是 HPV 的主要传播者，男性接种 HPV 疫苗，一方面可以保护他们的伴侣，另一方面也可以保护男性自身，因为 HPV 也可能导致如阴茎癌、口腔癌等其他癌症。

12. 有过 HPV 感染，还能接种 HPV 疫苗吗

即便有过 HPV 感染，也是可以接种 HPV 疫苗的。正如前文提到的，HPV 感染很常见。我国流行病学调查结果显示，在我国育龄期女性中 HPV 感染率近 20%，大多为单一型别感染，高危型 HPV 感染占其中 15% 左右。有临床研究显示，在既往或正在感染疫苗型别的女性中，四价疫苗对未感染疫苗型别所致的高级别宫颈病变的保护效力达 100%；在正在感染 HPV 的女性中，九价疫苗对未感染型别的高级别宫颈病变的保护效力在 95.1%~95.8% 之间；二价疫苗对于非疫苗型别 HPV 也有交叉保护作用。那可能有人会问，有过 HPV 感染，不会自己产生抗体抵抗后续感染吗？大量临床试验都证实，自然感染后产生的 HPV 抗体即使在最高峰时，峰值也很低，通常不具有保护作用。故而，对于有过 HPV 感染的适龄女性，也推荐接种 HPV 疫苗。

13. 接种 HPV 疫苗影响怀孕吗

在动物实验中，没有发现 HPV 疫苗对生殖、妊娠、胚胎发育等发生直接或间接的不良影响。然而，针对人体，虽然多个大型国内外临床研究表明在妊娠期前后接种疫苗并未增加流产、出生缺陷等风险，但由于缺乏良好的对照研究，目前缺乏等级更高的研究证据。因此，作为预防措施，不推荐孕妇接种。对于有生育计划或已经怀孕的女性，建议推迟或中断接种，待妊娠期结束后再行接种。同样，对于哺乳期女性，在目前的临床试验中，尚未观察到 HPV 疫苗诱导产生的抗体经乳汁分泌，但仍推荐谨慎接种。

14. 接种 HPV 疫苗会有哪些不适

HPV 疫苗接种后的不良反应是大多数疫苗共有的。通常，出现副作用的案例极少，症状也较轻微。常见反应如接种部位疼痛、肿胀、红疹，比较严重的会有全身反应，如发热、恶心、腹泻、头痛、乏力、瘙痒、肌肉疼痛、荨麻疹等。然而，上述大部分反应都是轻至中度，且短时间内可自行缓解。就笔者亲身接种 HPV 疫苗的经历来看，接种第一针的时候，接种手臂的酸胀感持续了半天，接种第二针的当天出现了没有原因的困倦疲乏，到接种第三针时，就没有什么特殊的不适了。再看文献报道的几十万人的观察研究，市面上各种价型、各个厂家的疫苗耐受性都很好，可以放心接种。

15. 接种 HPV 疫苗就能保证不得宫颈癌吗

众所周知，没有一种疫苗的保护效果是 100% 的，乙肝疫苗作为一种成熟疫苗，应用数十年，仍不能保证接种者 100% 不被乙型肝炎病毒感染。

第一，现在上市的 HPV 疫苗均涵盖 16 和 18 型，对此型别 HPV 可提供高水平保护，同时对于非疫苗型别 HPV 也可提供一些交叉保护，可预防约 70% 的宫颈癌；九价疫苗因其涵盖高危型型别较多，可将预防比例提升至 90%。现在的疫苗均不能 100% 保证接种后不得宫颈癌。

第二，疫苗均存在接种后免疫失败情况，即接种后不能产生相应的抗体来保护人体。

最后，须知并非所有宫颈癌都是 HPV 感染引起的，前文也提到，与 HPV 感染相关的宫颈癌约占 95%~99%，除此之外其他原因所导致的宫颈癌依靠 HPV 疫苗是无法预防的。

因此，接种过 HPV 疫苗的女性仍须注意定期接受宫颈癌的筛查。

16. HPV 疫苗对预防宫颈癌真的有成效吗

HPV 疫苗是世界上最有效的疫苗之一，有明确数据表明，如果给没有接触过疫苗所覆盖的特定类型 HPV 的妇女注射，其疗效超过 99%。

从发达国家使用经验来看，随着 HPV 疫苗接种覆盖率提高，HPV 的感染率显著下降，高危型别 HPV 感染导致宫颈癌前病变及宫颈癌的发生率均大幅下降，低危型别导致的尖锐湿疣病例也显著减少。数据显示，在美国，从2006年引进四价HPV疫苗到2014年，14~19岁女性HPV感染的患病率下降了71%。2020年最新发表在顶级医学杂志《新英格兰医学》上的研究数据表明，近170万人群的大数据力证，四价HPV疫苗可以使宫颈癌的发生风险降低高达88%。此外，由于二价和四价疫苗HPV 31、33、45型等具有一定交叉保护作用，因此可预防癌症的实际比例要远高于70%；九价疫苗可预防大约90%的宫颈癌。国内研究数据表明：二价和四价HPV疫苗能够预防84.5%的宫颈癌，九价疫苗可以预防92.1%的宫颈癌。

17. 接种HPV疫苗可以保护多长时间，是否需要重复接种

现有的研究表明：接种二价疫苗后，抗体免疫能力可维持9.4年，四价疫苗可维持12年，九价疫苗可维持6年（由于上市较晚其免疫时间上限还未达到，因此可能更长）。也有研究者预测，二价疫苗的高水平抗体最长可维持50年。目前世界卫生组织在《HPV疫苗的立场文件》中，并没有推荐再次接种加强免疫。所以，目前接种过任何一种价型的朋友们，不需要重复接种其他价型。

18. 接种过1~2针二价或四价疫苗的女性是否可以选择改为注射九价疫苗

2016年美国免疫策略实施咨询委员会推荐，如以二价或四价开始接种程序，余下剂次可换用九价。但是世界卫生组织在2017年《HPV疫苗的立场文件》中提出：3种HPV疫苗互换使用的安全性、免疫原性或效力数据是有限的；而且，这些疫苗的特性、成分和适应证也各不相同，在四价和九价疫苗说明书中也指出，目前尚无临床证据支持九价疫苗可与其他疫苗换用。因此，我们建议尽可能选择同样的疫苗完成接种程序。

19. 哪里可以接种HPV疫苗

目前，所有类型HPV疫苗在各地的疾病预防控制中心及正规医院均可预约接种，包括公立和私立医院。对于北京地区，目前多数二级医院以及各区县妇幼保健院都可以接种，但多数需要预约就诊。

（舒桐）

四、我得了宫颈癌吗

······· （一）如何筛查宫颈癌 ·······

1. 为什么通过筛查可以预防宫颈癌

宫颈癌早期是没有症状的，有症状也没有特异性，医师也无法用肉眼识别。但是癌细胞代谢比正常组织高，细胞脱屑的速度比正常细胞快，癌细胞之间凝聚力也比正常细胞低，比正常细胞更容易脱落。做宫颈癌筛查，可以从宫颈脱落细胞中发现病变的细胞。更主要的是可以早期发现宫颈癌前病变，阻止其向宫颈癌发展。

2. 宫颈癌筛查包括哪些内容

目前，宫颈癌筛查主要是宫颈细胞检查，有 TCT 检查及 HPV 检测。在一些偏远的、不发达的地方，筛查还会用宫颈刮片检查宫颈脱落细胞，以及用复方碘染色检查宫颈。HPV 联合细胞学筛查被认为是最好的筛查方式，不易漏诊，但价格较单纯细胞学检测稍高。筛查异常后需进行阴道镜检查。

3. 做宫颈癌筛查前需要注意什么

宫颈癌筛查是刷取宫颈的脱落细胞，刷取时要尽可能多和全面，这样就不容易遗漏掉异常细胞。如果在阴道内进行操作，不可避免地会混有一些阴道来源的细胞。如果有过阴道冲洗、性生活或阴道上药，则混杂其他细胞的概率就更大。因此，如果准备做宫颈癌筛查，在检查前 48 小时内就不要冲洗阴道、阴道上药，更不要有性生活了。如果有阴道炎，最好治愈后再做筛查。对于没有过性生活的人，不必做宫颈癌筛查，除非有特殊情况，比如需要进行疾病鉴别等。也不建议在月经期进行检查。但有些宫颈癌患者会表现为异常子宫出血，这种出血有时会被认为是月经。对于有异常子宫出血的患者，医师会随时进行检查，以便及时发现宫颈病变。

4. 怎么做宫颈癌筛查，疼不疼呢

在女性子宫的开口处有宫颈，像子宫的大门一样，这个部位可以让精子通过，月经血排出，怀孕后，胎儿也是从宫颈口娩出的。宫颈口有一个内口，和子宫腔紧邻，还有一个外口，在阴道内的顶端，在内口与外口之间有一个细长的管腔，我们叫宫颈管。在做妇科检查时，医师用阴道窥器撑开阴道，可以看到宫颈的外口。而宫颈管及内口均不容易看到。宫颈表面有上皮细胞，像树叶一样，这些细胞会随新陈代谢周期性地脱落。如果宫颈细胞不正常，就更容易脱落。

做宫颈癌筛查时，医师用小刷子在宫颈外口处及宫颈管内刷取细胞，把这些像树叶一样的细胞收集起来，放置在特制的溶液里，经过制片、染色等复杂的操作，制成一层薄薄的细胞片，再由专业的病理学医生用显微镜检查这些细胞有没有异常。

筛查时，还可同时在宫颈处取分泌物，做 HPV 的检测，检测是否有 HPV 感染。在经济不发达的地方，还能用巴氏染色法，经过染色，制片，检查宫颈的脱落细胞。

5. TCT 是什么

TCT 就是液基薄层细胞学检查，是一种宫颈细胞学检查的方法，是宫颈癌的初筛手段。检查过程是用特制的毛刷刷取宫颈及宫颈管，采集宫颈脱落细胞并将其放在固定液中，再经过机器离心、复杂制片、染色等，由专业的病理学医生用显微镜检查这些细胞有无异常。根据检查的结果，按照特定的细胞病理学诊断规范，病理医生将给出 TCT 检查报告。如果宫颈发生病变，那么脱落的细胞就会有蛛丝马迹。根据异常的细胞，医生可以有针对性地做进一步检查，从而找到异常细胞的来源，给予积极治疗，来预防宫颈癌。

所以，通过检查宫颈脱落细胞，可以间接了解是否有宫颈病变。但由于 TCT 是宫颈细胞学检查的方法，异常的宫颈细胞只能提示宫颈高度病变存在的风险是大是小，并不能确定病变程度和部位，所以，不能根据 TCT 结果做诊断及治疗。

6. 为什么要检查 HPV

目前，国际上已经非常明确高危型 HPV 持续感染是宫颈癌及癌前病变的主要病因。目前临床观察及研究显示，99.7% 宫颈癌都与生殖道持续感染高危型 HPV 有关。特别是 HPV16、HPV18 两型，70% 宫颈癌都与这两型有关。经过筛查高危 HPV 感染，可以及早发现宫颈癌前病变并进行治疗，预防宫颈癌的发生。

7. 为什么会感染 HPV

有些人查出有 HPV 感染后感到特别困惑，明明是一夫一妻，从未进行过不安全性生活，怎么会感染 HPV？每次性生活前后都清洗，并佩戴避孕套，怎么会有 HPV 感染呢？现有研究表明，70% 的 HPV 感染是由性生活引发的，其他感染途径有皮肤接触，还有些感染途径不明。避孕套可以阻挡 70% HPV 感染的风险，但不能完全阻断 HPV 的传播。HPV 甚至可能穿透避孕套。所以，戴避孕套也可以有 HPV 感染，只是概率比较小。

8. 25~29 岁人群应该怎么进行宫颈癌筛查

在 2017 年 8 月，我国首部《子宫颈癌综合防控指南》颁布，强调综合防控，建议筛查年龄为 25~64 岁，根据不同年龄筛查策略不同。25~29 岁人群的筛查策略为：做宫颈细胞学筛查，TCT 检查，如果阴性，每 3 年重复做细胞学筛查。如果筛查的结果是不能明确意义的非典型鳞状细胞（ASCUS），后续可以采用 3 种方式：

（1）做高危 HPV 检测分流，如阳性做阴道镜检查，HPV 阴性 3 年复查。

（2）12 个月复查 TCT。

（3）无随访条件者做阴道镜检查。

在此强调一下，这种例行筛查仅适用于无症状的人。对于有症状的、有宫颈癌前病变病史、有 HPV 感染以及具有宫颈癌高危因素的患者，要适当缩短宫颈癌筛查间隔时间。

9. 30~64 岁人群应该怎么进行宫颈癌筛查

根据《子宫颈癌综合防控指南》，30~64 岁筛查可分 4 种方式。

（1）单纯做 HPV 筛查，如阴性，3~5 年重复 HPV 筛查。高危 HPV 阳性分以下几种情况：

1）细胞学分流查 TCT，如果 TCT 是阴性的，12 个月复查 HPV，如果细胞学为不能明确意义的非典型鳞状细胞（ASCUS）及以上，做阴道镜检查。

2）如果筛查的 HPV16 和/或 18 阳性，直接做阴道镜检查，如 HPV16/18 阴性，其他 12 种阳性，12 个月复查。

3）复方碘染色检查阴性，12 个月复查，VIA 阳性，做阴道镜检查。

（2）单选细胞学筛查，阴性，每 3 年重复筛查 1 次；如果为 ASCUS：

1）HPV 分流：高危 HPV 阳性，做阴道镜检查，HPV 阴性，每 3 年复查 1 次。

2）12 个月复查细胞学。

3）无随访条件者做阴道镜检查。

如果为 ASCUS 以上，做阴道镜检查。

（3）细胞学联合 HPV 检测，若为阴性，每 5 年复查 1 次。

若 HPV 阳性：

1）若细胞学阴性，12 个月复查。

2）若 HPV16/18 阳性，做阴道镜检查。

3）若 HPV12 种阳性，细胞学阴性，12 个月复查。

若 HPV 阳性，细胞学阳性为 ASCUS 及以上，做阴道镜检查。

若 HPV 阴性，细胞学阳性，高质量的 ASCUS，3 年后复查 HPV；为低级别鳞状上皮内病变（LSIL）及以上，做阴道镜检查。

（4）复方碘染色检查：若为阴性，每 2 年复查 1 次；若为阳性，做阴道镜检查。

在此强调一下，这种例行筛查检查仅适用于无症状的人。对于有症状的、有宫颈癌前病变病史、有 HPV 感染以及具有宫颈癌高危因素的患者，要适当缩短宫颈癌筛查的间隔时间。

（二）筛查异常怎么办

1. TCT 报告结果怎么看

通常，TCT 报告会显示以下几种情况：

（1）无上皮内病变或恶性病变。这样的报告一般是正常的。如果宫颈外观没有什么异常，定期随访就可以了。

（2）非典型鳞状细胞：意义不明确或 ASCUS，对于这样的报告，还要结合 HPV 的结果，决定是随诊还是进一步检查。

（3）非典型鳞状细胞倾向于鳞状上皮内高度病变（ASC-H）。

（4）低级别鳞状上皮内病变（LSIL）。

（5）高级别鳞状上皮内病变（HSIL）。

（6）鳞状上皮细胞癌（SCC）。

（7）非典型腺细胞（AGC）。

（8）腺癌。

出现（3）～（8）这样的报告，就需要进一步检查了。比如做阴道镜、盆腔磁共振、超声检查等。

2. 宫颈癌筛查结果提示感染，是怎么回事

目前一般会在单位体检或在街道组织的两癌筛查中进行宫颈癌的筛查。大多数体检单位会根据细胞筛查的结果，电话通知患者到医院进一步检查。那么筛查结果不正常就一定有问题吗？

我们知道，阴道不是一个无菌的环境，里面存在很多细菌。有些细菌和微生物在体质下降的时候会迅速繁殖致病，让阴道的酸碱度发生变化。常规筛查的是宫颈的脱落细胞，这些脱落的细胞，会被阴道内的微生物污染，变成异常的细胞。这些脱落细胞特征与活体的细胞不完全相同，是没有组织结构的，只是看上去有些异常。因此，细胞检查有异常，不代表宫颈一定有病变。

3. 什么是不能明确意义的非典型鳞状细胞

有些人看到自己的 TCT 报告是不能明确意义的非典型鳞状细胞，就怀疑自己患宫颈癌了，忧心得吃不下睡不着。那么，这个报告说明了什么呢？

宫颈细胞最常见的就是鳞状上皮细胞。TCT 报告上所说的不能明确意义的非典型鳞状细胞，表明显微镜镜下看到的宫颈鳞状上皮细胞部分与正常细胞不一样。这种鳞状细胞有不典型的改变，看上去不像正常细胞，但又不像异常细胞。那么，什么情况会让正常细胞发生改变呢？最常见的原因是炎症。如果有阴道炎、宫颈炎，宫颈的正常细胞就会变形。另一部分是绝经后的女性细胞萎缩出现退行性病变，导致细胞形态不正常。但还有一部分是本身有病变的宫颈脱落下来的异常细胞，这一类就是 TCT 检查提示的宫颈高度病变。

4. 检查结果是不能明确意义的非典型鳞状细胞时，应该怎么办

宫颈 TCT 检查结果为不能明确意义的非典型鳞状细胞，这可以是炎症引起的，也可以是宫颈病变引起的，还有可能是因为绝经后的女性细胞萎缩出现退行性病变。那么，应该怎么进行区别呢？面对这种情况，医生会检测高危型 HPV，进行分流。我们知道，绝大多数宫颈癌（99.7%）都与高危型 HPV 有关。如果 HPV 阳性，那么宫颈发生病变的可能性大，这种患者需要进一步进行阴道镜检查。如果 HPV 阴性，宫颈发生病变的可能性小，可以先进行消炎治疗，间隔 6~12 个月再复查 TCT。如果是绝经后女性，可以阴道局部先应用雌激素治疗，间隔 6~12 个月再复查 TCT。如果 TCT 仍然是不能明确意义的非典型鳞状细胞，再酌情转诊阴道镜检查。如果 TCT 检查阴性了，未见异常细胞，就可以进行常规筛查了。

5. 阴道镜是什么

阴道镜是一种妇科检查镜，是介于肉眼和低倍显微镜之间的一种内窥镜。阴道镜检查是一种检查方法，用于临床诊断，在宫颈癌筛查以及宫颈病变的诊断中，是不能缺少的重要技术。在检查时用冷光源照明，阴道镜可以把所见组织放大 4~40 倍。在阴道镜下可以比较清晰地观察到外阴、阴道、宫颈上皮组织和血管等肉眼不能看到的异常情况。阴道镜检查医师会在阴道镜下见到的可疑之处取活检，同时送病理检查以明确诊断。

6. 什么样的患者需要做阴道镜检查

如果 HPV 检测呈阳性，比如 HPV16 或 HPV18 阳性，或者 TCT 检查细胞出现异常，就要转诊阴道镜检查，因为医生肉眼是不能识别宫颈的早期病变的。TCT 检查见到异常细胞，就要找到这些细胞的来源。从宫颈外口处刷取的脱落细胞，大多数来源于宫颈、宫颈管，还有一部分来源于阴道、子宫腔和输卵管。单纯从脱落的细胞不能判断细胞的来源。另外，采集的脱落细胞无组织结构，其特征与活体细胞不完全相同，这时就需要应用阴道镜进一步检查明确宫颈是否有病变。在阴道镜检查的同时，还可以取活检送病理检查明确诊断。所以，宫颈癌筛查异常是需要做阴道镜检查的。单纯应用 TCT 无法做出诊断，要根据病理检查结果明确是否有问题。

7. 什么情况下需要做阴道镜检查

是否需要做阴道镜检查，主要是由 TCT 及 HPV 筛查的结果以及患者的症状体征决定的。以下几种情况需要做阴道镜检查：

（1）不管 HPV 是阴性还是阳性，TCT 报告为以下任何一种均需要做阴道镜：非典型鳞状细胞倾向于鳞状上皮内高度病变（ASC-H）；低级别鳞状上皮内病变（LSIL）；高级别鳞状上皮内病变（HSIL）；鳞状上皮细胞癌（SCC）；非典型腺细胞（AGC）；颈管原位腺癌（AIS）；腺癌。

（2）不管 TCT 检查结果是什么，只要 HPV16 和/或 HPV18 呈阳性，均需要做阴道镜检查。因为 70% 的宫颈癌都是 HPV16 及 18 引起的。

（3）TCT 正常，但高危 HPV 持续阳性 1 年以上（包括 HPV16、18、31、33、35、39、45、51、52、56、58、59、66、68）。

（4）有症状的患者：如异常出血，尤其是反复性交后出血或不明原因的阴道排液者，需要转诊阴道镜检查。

（5）医师在检查中发现外阴、阴道、宫颈有可疑病灶。

（6）外阴、阴道、宫颈病变治疗后的追踪随访。

以上情况均需要转诊阴道镜检查。

8. 预约阴道镜检查，护士为什么问月经时间呢

月经周期中的检查最佳时机是月经中期。无特殊情况，则不建议在月经期进行检查。流产 1 个月后，产后 6~8 周就可以进行阴道镜检查。妊娠妇女也可以进行检查。另外，如果做阴道镜检查是为了明确阴道出血的原因，则随时都可以进行检查。

9. 做阴道镜检查之前需要做什么准备吗

阴道镜检查前的准备有：检查前 72 小时内避免阴道冲洗、做妇科检查、行刮片检查、阴道用药及性生活。严重炎症时先抗炎治疗，治愈后再做检查。绝经后妇女由于缺乏雌激素导致细胞萎缩，经常无法顺利进行阴道镜检查，最好在检查前 1~2 周局部应用雌激素治疗，以增加阴道镜检查的满意度。

10. 阴道镜检查怎么做，大概需要多长时间

阴道镜检查实际上与妇科检查类似，都是采取妇科检查的姿势，把阴道镜放在距离 10~20cm 的外阴处。放置窥器，检查医师会用生理盐水擦拭外阴、阴道、宫颈，去除一些分泌物，用阴道镜观看外阴、阴道、宫颈的上皮组织有没有异常白斑、血管有没有异常，随后再用蘸取 3%~5% 醋酸溶液的大棉球湿敷宫颈 1 分钟，观察外阴、阴道、宫颈的上皮组织和血管有没有变化，有没有醋白改变，有病变的组织因为组织增厚透光差，会出现厚的醋白改变，此外还可以见到一些不规则血管及其他的影像改变。最后，检查医师还会涂复方碘溶液，看看外阴、阴道、宫颈的上皮组织有没有碘着色。正常的组织会有碘着色。部分正常的组织、病变的组织，以及正常绝经妇女的组织会出现碘着色阴性。最后，检查医师会在阴道镜指导下，在宫颈、阴道或外阴处取 2~4 块组织送病理检查。

11. 阴道镜检查会有危险吗

在阴道镜检查的过程中，医生会用生理盐水擦拭阴道内分泌物，再把 3%~5% 的醋酸溶液棉球放置 1 分钟，在应用醋酸的过程中，有些患者会有烧灼感，但绝大多数患者都是可以耐受的。随后，在宫颈、阴道壁涂复方碘溶液，涂抹过程中，患者可能会有轻微不适感。最后选择性取活检。因为宫颈组织神经组织少，即使进行活检，大部分人也不会有疼痛感。

阴道镜检查发生大出血及感染的风险很低。

12. 组织病理检查是怎么回事

一般阴道镜检查后 1~2 周，患者就能得到一份组织病理报告。组织病理检查就是在阴道镜下取下组织，先用特殊的方法把这些组织做成薄片，再由专业的病理科医师用更高倍的显微镜观察这些组织有没有病变，从而做出诊断。

这个报告会显示取下的组织有没有宫颈癌前病变（如 CIN）以及有无宫颈癌。在宫颈癌的诊断中，组织病理诊断是"金标准"。

······················· （三）宫颈癌前病变 ·······················

1. 什么是 CIN

做阴道镜检查活检后组织病理报告会有 CIN（宫颈上皮内瘤变）字样。CIN，就是宫颈上皮不典型增生，属于癌前病变。在显微镜下，CIN 表现为宫颈上皮细胞有不同程度异常，如细胞大小、细胞核染色、核浆比例、核分裂象、细胞极性出现异常表现。宫颈的鳞状上皮细胞有许多层。根据病变程度不同分为三级：①轻度（CIN Ⅰ级）：病变局限在上皮层的下 1/3，即轻度宫颈不典型增生；②中度（CIN Ⅱ级）：病变局限在上皮层的 1/2~2/3，即中度宫颈不典型增生；③重度（CIN Ⅲ级）：病变几乎累及全部上皮层，即重度宫颈不典型增生或宫颈原位癌。CIN Ⅰ级、CIN Ⅱ级、CIN Ⅲ级表示病变的程度。CIN Ⅰ级最轻，CIN Ⅲ级最重。

2. 报告为 CIN Ⅱ级，是癌吗

临床上把 CIN Ⅰ级及部分 CIN Ⅱ级称为低级别病变，把 CIN Ⅲ级及部分免疫组化 P16 阳性的 CIN Ⅱ级称为高级别病变。各种级别的宫颈上皮内瘤变都有进展为浸润癌的可能，一般来讲，级别越高，进展为浸润癌的可能性越大。低级别病变发展成宫颈癌的概率小，所以可以观察或物理治疗。高级别病变则需要根据阴道镜检查情况、宫颈细胞筛查情况，以及患者年龄选择物理治疗还是宫颈锥切。因为高级别病变发展成宫颈癌的概率高，多数会采用宫颈锥切治疗。研究表明，CIN Ⅲ级充分治疗后的妇女 30 年进展为宫颈浸润癌的风险为 0.7%。CIN Ⅲ级如果不治疗，30 年进展为宫颈浸润癌的风险为 30%，通过计算，CIN Ⅲ级每年进展为宫颈癌的概率为 1%~2%。因此，定期宫颈癌筛查随访，及时发现和治疗 CIN 可以有效预防宫颈癌。对于 CIN 分级，可以区分发展成宫颈癌的风险程度，从而根据不同级别的风险进行不同处理。

3. 阴道镜检查结果异常，接下来该怎么办

阴道镜检查 1~2 周后，患者会收到一份组织病理检查报告，报告可能是低级别病变、高级别病变、炎症、HPV 感染等。即使对于同样的报告，针对不同患者，医生采取的处理、治疗方式也不一定相同。医生采取的治疗方式，不仅仅源于病理报告，还要结合阴道镜检查报告、TCT 及 HPV 筛查结果、既往病

史等，对每一位患者进行个体化治疗。

如果 TCT 检查结果是 LSIL（低级别鳞状上皮内病变）或 ASCUS（不能明确意义的非典型鳞状细胞），HPV16/18 阳性，阴道镜检查病理结果为 CIN Ⅰ级，也就是 TCT 的检查结果与阴道镜及组织病理学相符，那么 5 年发生 CIN Ⅲ级及以上的风险较低，原则上可以 6~12 个月后复查。如果 TCT 检查结果是 ASC-H（非典型鳞状细胞倾向于鳞状上皮内高度病变）、HSIL（高级别鳞状上皮内病变），阴道镜检查活检组织病理学是低级别病变（CIN Ⅰ级），与 TCT 检查不相符，可能有隐匿病灶没有发现。这种情况 5 年发生 CIN Ⅲ级及以上风险是 15%，一般建议诊断性锥切。如果 TCT 检查结果是 ASC-H、HSIL，阴道镜检查活检组织病理学是低级别病变，虽然阴道镜检查及组织病理学与 TCT 细胞学检查不符合，但阴道镜检查充分，转化区完全可见，宫颈管检查阴性，对于有生育要求的患者，可以酌情随诊，12~24 个月进行 TCT 及 HPV 联合筛查，如果仍为 HSIL，再行诊断性锥切。如果是非典型腺细胞（AGC），可能提示子宫内膜、输卵管异常，即使阴道镜检查无异常，也需要做宫腔镜等检查，找到异常细胞的来源。阴道镜检查如果组织病理学为 CIN Ⅱ级及以上均需要进行治疗或进一步检查。治疗后应每年进行复查。

4. 还没有生育的患者，因为 CIN Ⅲ级做了锥切术，今后如何筛查

高级别病变患者治疗后的宫颈浸润癌的发生仍高于普通人群。所以有宫颈上皮内瘤变（CIN Ⅱ~Ⅲ级）、颈管原位腺癌（AIS）或者宫颈癌治疗史的患者，应该坚持每 6~12 个月进行宫颈癌筛查，至少持续 25 年。对于既往有过宫颈上皮内瘤变（CIN Ⅱ~Ⅲ级）、颈管原位腺癌（AIS）或者宫颈癌的患者，即使已经切除子宫，仍应该坚持进行宫颈癌筛查至少 25 年。因为阴道残端、阴道壁都有发生病变的可能。25 年后可以每 3 年复查一次。

5. 阴道镜检查无异常，就一定没有问题吗

阴道镜检查的目的就是识别肉眼不能识别的病变，使宫颈癌前病变的检出率提高，从而降低宫颈癌的发生率。宫颈癌的好发部分是转化区。如果在阴道镜下能完全看到整个转化区，而且转化区均未见异常，这时阴道镜检查就比较充分，患者患宫颈癌前病变的风险就小。这样去观察随诊就比较安全。但不是所有人的转化区都能清楚可见。有些人，特别是绝经女性，转化区都移到宫颈管内，发生病变的区域即使在阴道镜下也不能完全看见。这时，阴道镜检查就

不充分，结果就不可靠，可能有隐匿病灶看不到。所以阴道镜检查无异常，不代表就一定没有问题。

6. 医生说"转化区看不见"，什么是转化区

宫颈表面有鳞状上皮和柱状上皮，在阴道内的宫颈表面大多是鳞状上皮，鳞状上皮由多层细胞组成，肉眼看是粉色的。宫颈管内的上皮是柱状上皮，只有一层细胞，细胞下面的血管就被透出来，看上去红红的，既往叫"宫颈糜烂"，现在已经废除这个诊断。由于炎症或激素等方面的影响，柱状上皮会向鳞状上皮转化，这形成了一个转化区。宫颈癌的好发部位就是这个转化区。年轻人因为激素的原因，转化区外移，在阴道镜下可以完全看到整个转化区。有些人，特别是绝经女性，转化区内移，在阴道镜下不能完全看到整个转化区，此时阴道镜检查就看不到一些隐匿病灶，容易遗漏。根据阴道镜检查结果及转化区情况，以及宫颈癌筛查的结果，医生会综合考虑，选择个体化的治疗方法。

7. 什么是宫颈锥切，切除后还能生孩子吗

阴道镜活检病理报告出来后，有一部分患者会选择做宫颈锥切。宫颈锥切是处理宫颈高级别病变最常采用的一种方法，简单来说就是把宫颈部分切除。可以采用 LEEP 方法，就是用电切环切除部分宫颈。切除的范围要把所有的病灶都包括进去，同时向宫颈管延伸。还有一种方法是宫颈冷刀锥切，就是医生用手术刀切除部分宫颈，然后缝扎止血。宫颈锥切的目的是去除病灶，阻断宫颈病变向宫颈癌发展。对于未生育过的女性，医生会尽量保留正常宫颈组织。由于保留了子宫和部分宫颈，患者治疗后还是可以正常怀孕和分娩的，只是怀孕后要加强监测。

（闫淑香　赵晋）

五、宫颈癌的诊断及分期

（一）宫颈癌的诊断

宫颈癌是女性最常见的恶性肿瘤，严重威胁着女性的健康及生命。目前在我国，随着广大女性健康意识的提高，以及国家两癌筛查项目的深入开展，越来越多的女性开始关注宫颈健康，使宫颈癌在临床中能够被早期发现、早期诊断及早期治疗。宫颈癌的诊断离不开询问病史、妇科查体及影像学检查，但明确诊断主要依靠组织病理学。宫颈活检是获取病理结果的主要途径，部分患者还需进一步行宫颈 LEEP 手术或宫颈冷刀锥切手术明确诊断。

1. 体检能诊断宫颈癌吗

尽管越来越多的女性进行了宫颈癌筛查，但是，由于对宫颈癌缺乏正确的认识，经常有患者拿着体检报告焦急万分地就诊，说自己得了宫颈癌。

做了体检就能确诊宫颈癌吗？我们先来了解一下体检中和宫颈检查相关的项目有哪些：①子宫附件 B 超：是妇科体检的基础检查项目，可用于检查子宫及宫颈大小、形态，发现占位性病变等，但由于其成像的局限性，难以发现较小的病灶及判断肿物与周围组织的关系；②宫颈细胞学检查：通过刮取宫颈鳞状上皮和柱状上皮交界处的脱落细胞进行显微镜下细胞形态的观察，发现宫颈异常细胞，但由于取的是脱落细胞，干扰因素较多，有一定误差；③人乳头瘤病毒（HPV）检查：HPV 型别根据致癌潜力不同，分为高危型和低危型，高危型 HPV 持续感染是宫颈癌的主要病因，但并不意味着感染 HPV 就是得了宫颈癌。

综上所述，常规的体检不能明确诊断宫颈癌。体检可以帮助我们筛查出宫颈癌的高危人群，这些高危人群需要再做进一步的检查明确诊断，使宫颈癌可以被早发现、早诊断。

2. 体检为什么做盆腔超声

盆腔超声也叫子宫附件超声。因其价格低、操作简便、无痛苦、无损伤、无需特殊检查前准备，且可多次重复检查，成为妇科最常应用的检查项目。

盆腔超声分为经腹检查超声及经阴道检查超声两种。这两种检查方式各有优缺点。经腹超声对检查时间没有严格限制，但膀胱充盈的状态会影响检查结果，检查前患者需要憋尿，另外，肥胖女性的腹部皮下脂肪层较多，也会影响检查结果。经阴道超声也称为腔内超声，检查前患者不需要充盈膀胱，检查结果也不受患者胖瘦的影响。但没有性生活史的女性、阴道急性炎症的女性、月经期及阴道出血期的女性不建议做此项检查。超声检查可以判断子宫大小、形态、位置、有无肿物，双侧附件区肿物、宫颈及宫腔内占位等。超声检查的不足之处在于：①对盆腔的肿物可以进行定位，但无法定性，不能判断肿物的良恶性；②超声图像是局部解剖图，无法准确评估器官或肿物与周围组织关系；③超声图像是切面图，每一次切面无法在同一处，所以每次测量结果会有一定误差；④易漏诊较小的肿瘤，对宫颈癌患者容易将子宫旁的炎症误诊为子宫旁的肿瘤浸润。

综上所述，超声检查属于妇科检查的基础项目，需要结合 CT、MRI、PET-CT、病理等进一步明确诊断。

3. 哪些检查可以帮我们诊断宫颈癌

当患者出现异常阴道出血、宫颈细胞学检查提示可疑细胞、HPV 检查有高危型感染等异常情况，临床考虑有宫颈癌风险，医生还需要通过以下检查项目进一步明确诊断：

（1）医生会询问以下病史并记录：初次性生活年龄、性伴侣数、有无性传播性疾病、初婚年龄、生育情况、既往 HPV 感染情况、伴侣 HPV 感染情况、是否接受过宫颈癌筛查、吸烟史、吸毒史、长期口服避孕药史等。通过详细询问病史，可以让医生了解患者是否属于宫颈癌的高风险人群。

（2）询问临床症状：是否有阴道出血，尤其是性生活后阴道出血、月经紊乱、绝经后出血等；是否有阴道分泌物增多，伴有腥臭味等；是否有下腹部疼痛、腰骶部疼痛、排便及排尿改变、肛门坠胀感等。

（3）查体：注意全身体表淋巴结有无肿大，尤其是锁骨上及腹股沟区淋巴结有无肿大。

（4）妇科查体：通过妇科查体可以最直观地看到宫颈的大小、形态，宫颈表面是否有肿物，肿物的大小，阴道穹隆及阴道壁有无占位性病变等，如果怀疑宫颈癌，需临床中两位有经验的医生分别行双合诊及三合诊检查，明确宫颈质地、活动度，子宫及附件区有无肿物及压痛，主韧带、骶韧带及子宫直肠陷凹有无增厚、压痛及肿物等等，并详细记录描述。妇科查体也是宫颈癌临床分期的主要依据。

（5）宫颈活检：通过病史及上述检查高度怀疑宫颈癌的患者，需进一步行宫颈活检明确诊断。有条件的医院可在阴道镜下行宫颈活检，以提高诊断准确性。必要时行宫颈 LEEP 术或宫颈冷刀锥切术病理明确诊断。

（6）影像学检查：胸部、腹部、盆腔 CT 检查评估有无转移情况；盆腔磁共振成像（MRI）评估盆腔局部病灶范围；根据病情行 PET-CT 检查评估全身转移情况。

4. 什么是宫颈活检

宫颈活检是确定宫颈癌的重要诊断方法，然而多数患者对它却知之甚少。宫颈活检多数在妇科门诊进行，由有资质的妇科医生进行操作。宫颈活检是医生用专业的活检器械于宫颈局部可疑病变处钳取一少部分组织行组织病理学检查，以进一步明确诊断的方法。因此，宫颈活检属于一项有创的操作。

提到有创操作，大多数患者都会比较抵触，抵触是因为对这项操作缺少了解，尤其是活检术中术后可能出现的风险。接下来，我们就帮大家对宫颈活检可能出现的风险做一个简单的介绍。主要风险包括如下内容：①出血：活检部位创面出血是宫颈活检最主要的风险，发生率也最高，原因是一部分可疑宫颈癌的患者就诊时宫颈肿物呈菜花样，组织糟脆，宫颈失去正常形态，且表面伴有活动性出血；另一部分患者宫颈虽有正常形态，但组织失去正常的质地，或质硬、或质地糟脆，还有一部分患者宫颈表面有广泛分布的异型血管网，这些患者活检后容易出现创面的大量出血，且止血较困难；②感染：活检后，宫颈创面暴露于有菌的阴道环境中，宫颈肿物及创面的持续出血，以及部分患者的个人卫生情况较差，这些都会增加感染的机会；③心脑血管意外：主要是一些高龄的患者，尤其是合并有高血压、心脏病等内科疾病的患者，由于过度紧张焦虑、情绪激动导致血压异常升高，原有心脏疾病发作或加重等。大家也不要过分担心，宫颈活检是临床中能明确诊断宫颈癌，且创伤最小的一项检查手段。只要到正规医院，听从医生指导，放松心情，就会将活检的风险降到最低。

5. 宫颈活检前有哪些注意事项

宫颈癌的诊断离不开一项重要的检查项目，就是宫颈活检。宫颈活检属于有创检查，有出血、感染等风险，让很多患者感到紧张、恐惧。但目前临床中宫颈活检是能明确诊断宫颈癌创伤最小的一项检查。我们规避风险最有效的方式，就是在检查前做好充分准备。下面，就向大家介绍一下宫颈活检术前的注意事项：

（1）宫颈活检前应预先检查白带常规、血常规、凝血功能等，确定没有感染及凝血障碍。

（2）月经期及月经前一周不适合做宫颈活检，以免出血及感染。

（3）活检前2~3天避免性生活，防止出现宫颈炎、阴道炎等影响活检。

（4）合并有急性感染及发热的患者，应在体温正常、感染控制后再行活检。

（5）高血压、糖尿病患者须将血压、血糖控制稳定后再行活检。

（6）活检前无需空腹，可正常进食进水。

（7）活检操作前最好排空膀胱。

（8）活检当日最好有一名家属陪同。

（9）活检前与医护人员充分沟通，了解目前病情、活检的必要性、活检的操作流程及术前术后注意事项，增加对医护人员的信任，消除紧张情绪，了解多一份，担忧就能少一份。

6. 宫颈活检术后注意事项

前面的介绍帮我们揭开了宫颈活检神秘的面纱，我们已经了解宫颈活检是什么、有什么必要性、可能有哪些风险及活检前的注意事项。在患者的充分配合下活检一定可以顺利进行。下面，我们来聊聊活检术后有哪些注意事项：

（1）活检结束，医生会根据出血情况在创面放置止血药物或使用尾纱压迫创面防止出血，一般需要患者12~24小时后自行轻柔地将尾纱取出。

（2）阴道填塞尾纱后，由于尿道受压迫，部分患者，尤其老年患者可能出现排尿困难，应及时咨询医生，如出血风险不高可提前取出尾纱；如创面易出血，且患者止血困难,可给予导尿,必要时留置尿管至出血缓解,取出尾纱后再拔出尿管。

(3)活检后根据出血情况,可在医生指导下使用止血药物及预防性抗生素,预防出血及感染。

(4)活检后1个月内禁止性生活、盆浴及阴道冲洗,注意保持外阴的清洁、干燥、卫生。

(5)注意休息,避免重体力劳动,避免剧烈运动,注意观察阴道出血情况,当活检后阴道出血量较大时,应及时到原活检医院门诊复诊,或就近去医院急诊止血处理。

(6)按预定时间及时去医院领取病理结果,门诊就诊,根据病理结果决定后续检查及治疗。

7. 我已经有了病理结果,还可以重新取活检再确定一下吗

当患者刚拿到病理报告,被医生告知为宫颈癌,第一反应可能是震惊,是难以置信:自己明明平时身体很好,生活各方面也很注意,也没有什么不舒服的地方,怎么就得了宫颈癌?是不是医生搞错了,或者这家医院太小,技术水平不好,误诊了?"医生,我想重新做一下活检再确定一下。"门诊经常会听到患者及家属这样的要求。但事实上,这种要求是很危险的。首先,宫颈活检属于有创操作,重复活检容易导致出血、感染;另外,如果病灶比较局限,前次活检后已将可疑病灶完全钳取干净,再次取材很可能病理结果未见肿瘤细胞,以此为诊断依据将导致漏诊,会延误治疗。如果患者的宫颈活检病理提示为宫颈癌,但患者对此病理结果存在疑问,建议患者选择将初次活检的组织病理切片送往其他医院病理科,请其他病理科医生进一步会诊,明确诊断。这样既免去了有创检查的风险,又可以消除患者心中的疑惑。当然,由于部分患者宫颈肿物的表层为坏死组织,一次活检后病理无法确诊宫颈癌,则需在有充分止血条件的情况下再次活检,必要时也可以行宫颈 LEEP 术或宫颈冷刀锥切术,切除部分宫颈组织及肿物,送病理科进一步明确诊断。

8. 宫颈癌诊断过程中为什么要做妇科查体

我们都知道,从发现到确诊宫颈癌,要经历一系列的检查,在众多检查项目中,如果问患者最不能接受的是哪一项检查,可能很多人会毫不犹

豫地回答是妇科查体。原因之一是需要患者脱掉裤子配合医生检查，尤其妇科查体时还需要两名医生共同完成，就更让人感觉尴尬不自在；原因之二是妇科指诊时，受检者常有不同程度的不适感，甚至疼痛感，这也是多数患者抗拒妇科查体的原因。

既然这么排斥，那能不能不做了呢？当然不能。妇科查体是宫颈癌临床分期的基础及依据，是医生判断病情、制订治疗计划及评估预后等不可或缺的重要途径。妇科查体时医生通过窥器可以直观地看到宫颈的大小、形态、宫颈肿物的情况及阴道壁的情况，同时，医生通过双合诊及三合诊检查可以了解患者子宫的大小及位置、子宫后壁、宫颈旁、直肠子宫陷凹、主韧带、骶韧带和盆腔后部病变，评估盆腔内病变累及的范围、病变与盆壁的关系，病变与直肠的关系等，两位医生依据检查情况做出临床分期，制订下一步治疗方案。这样看来，妇科查体在宫颈癌诊断过程中占有举足轻重的地位，是万万省不了的。

9. 阴道镜检查对诊断宫颈癌有哪些帮助

阴道镜检查是宫颈癌筛查及诊断中常用的一种辅助检查手段。阴道镜下的活检可以大大提高宫颈癌诊断的准确性。阴道镜像一个带光源的放大镜，通过充分的照明及类似照相机的设备将宫颈及阴道局部进行放大，并将其投放在显示屏上，医生可以通过阴道镜对宫颈及阴道黏膜进行全面检查，同时通过醋酸试验、复方碘试验辅助发现肉眼无法确认的癌前病变及早期宫颈癌，在阴道镜的指引下对高危的病变部位进一步活检，行组织病理学检查明确诊断。

阴道镜检查通常应用于宫颈癌筛查结果异常或不确定时，以及反复出现的性生活后出血、绝经后阴道出血、阴道排液等症状及体征提示可疑为宫颈癌时。阴道镜检查前 48 小时内应避免性生活及阴道冲洗上药；月经期及月经前期不建议行阴道镜检查；合并有急性感染及发热的患者，应在体温正常、感染控制后再行检查；阴道炎症较重时应待治疗完全缓解后再行检查。需要注意的是，单独的阴道镜检查结果不能作为宫颈癌的诊断，还是要等最终的活检病理结果来明确诊断宫颈癌。

10. 都知道是什么病了，为什么还要做这么多检查

"我都已经知道自己是宫颈癌了，为什么还要做那么多检查？"这是患者经常会问到的问题。很多患者都认为做检查就是为了知道自己

是什么病，既然知道了是什么病，再做检查就是浪费钱、浪费时间，还耽误治疗。

但事实不是这样的。临床中恶性肿瘤治疗方案的制订需要结合肿瘤的病理类型、病变累及的范围、是否有远处转移、患者的一般状况、内科合并症等综合评估，并与患者及家属沟通各种治疗方式可能出现的风险及并发症，最终结合患者及家属的治疗意愿，为患者选择最佳的治疗方式。宫颈癌患者的治疗前也是如此，需要进行多项检查：①患者需要做的全身检查包括：生命体征、心电图、血常规、凝血功能、肝肾功能、血糖检查等评估患者是否有高血压、糖尿病及严重的心、肺、肝肾、凝血系统等内科疾病。这些全身检查的目的是避免一些器官的功能障碍会影响后续治疗的效果，甚至危及患者的生命安全。例如重度的贫血、凝血障碍、控制不良的高血压及糖尿病都是手术的禁忌证；化疗会导致原有肝肾功能异常的进一步恶化等。②影像学检查：包括 B 超、CT、MRI、PET-CT 等。影像学检查是为了准确评估肿瘤有无转移及转移的范围。③如患者出现排尿困难、血尿、排便困难、黏液便、血便等，临床考虑膀胱、直肠有肿瘤侵犯可能，需要行膀胱镜、肠镜检查进一步证实，以免漏诊。

治疗前的每一项检查都关系到治疗方案的选择和患者的治疗安全，都是诊疗中不可缺少的一部分。

11. 盆腔磁共振检查有什么用，检查前有哪些注意事项

磁共振成像（MRI）就是我们平时说的"核磁"，它是原子核在强磁场内发生共振产生的信号经图像重建的一种成像技术。磁共振成像（MRI）检查可以多方向、多角度地显示图像，尤其对软组织具有高度分辨率。目前，MRI 是宫颈癌最佳的影像学检查方法。盆腔 MRI 可以对肿瘤进行定位，显示宫颈肿瘤的范围、浸润深度、子宫旁软组织及盆壁有无肿瘤侵犯、膀胱及直肠与宫颈肿瘤的关系、阴道壁有无肿瘤侵犯、盆腔淋巴结有无转移等，可以说是临床医生的好助手。

那么，是不是所有人都可以做盆腔 MRI，检查前又有哪些注意事项？让我们一起来了解一下吧。①体内植入有电子耳蜗、神经刺激器等电子装置者，有心脏起搏器及含金属的支架、钢板、钢钉等患者，有造影剂不良反应及过敏病史、严重过敏体质者，不建议做盆腔 MRI。甲状腺功能亢进、肾功能障碍、哮喘等患者应在专科医生评估没有风险后再检查。MRI 检查前，临床医生及影像检查医生会详细询问病史及患者近期用药情况，再行预约检查。②有子宫内节育器的患者建

议提前取出节育器，检查前需取掉身体上含金属的饰品，如腰带、拉链、衣扣等，以免影响检查结果。③保持膀胱适度的充盈有利于看清膀胱是否有肿瘤侵犯，但应避免过度充盈影响检查结果。④检查过程中需保持平静呼吸，严禁随意移动。说了这么多记不住？别担心，检查前医生还会帮患者做详细的评估及指导，检查清单上也有详细的注意事项，患者可以在检查前详细阅读。

12. 已经绝经好几年了，最近突然又来了月经，是不是得了宫颈癌

首先，这种认为自己绝经多年后又来月经的患者在妇科肿瘤的门诊并不是少数。这里要帮大家纠正一下，已经绝经多年，再次出现阴道出血，并不是又来了月经，而是属于异常的阴道出血，是很多妇科疾病的先期表现。女性的月经是由于子宫内膜随卵巢的周期性变化而出现的脱落出血。当卵巢功能衰竭，不再分泌雌激素，不能刺激子宫内膜的增厚及脱落，就表现为月经的终止即绝经。其次，阴道异常出血是不是就一定患了宫颈癌呢？不是的，引起绝经后女性阴道出血的原因有很多种，恶性病变如宫颈癌、子宫内膜癌、卵巢癌、阴道癌等，良性病变如子宫黏膜下肌瘤、子宫内膜息肉、老年性阴道炎等，需要一步步排查。如果患者每年都做定期的妇科体检，可以先从既往体检结果找一些蛛丝马迹，比如既往宫颈细胞学检查有异常、HPV 感染，尤其是高危型的持续感染，有这些高危因素存在，则需重点做宫颈癌方面的检查除外宫颈癌；如果既往有子宫内膜的增厚、宫腔占位、内膜息肉、子宫肌瘤、附件区肿物等病史，则优先针对这些既往病变的部位做复查予以对照，逐步排查。如果患者没有体检的习惯，也没有妇科疾病的病史，医生会在询问病史及家族史，行妇科查体后合理安排检查，必要时行宫腔镜及阴道镜检查。当然，疾病的诊断是逐步筛查和排除的过程，无法一蹴而就。

13. 同样是宫颈癌，不同患者之间有什么不同吗

我们都知道，恶性肿瘤常常需要相对较长的治疗周期以及长期的随访。一段时间下来，那些曾经同一时期住院做手术、做化疗的患者就成了惺惺相惜的伙伴，她们彼此留下电话，加了微信，还建立了各种病友群，相互鼓励，彼此安慰。这本来是一件好事，但有时也有烦恼。比如几个病友聊天，发现恰巧大家都是宫颈癌，可是有人只切除了子宫，有人除了切子宫还剔除了淋巴结，有人需要放疗，有人需要化疗，有人很快就复发了，有人一直没事。为什

么同样的疾病不同患者治疗及预后会有那么大的不同呢？第一，同是宫颈癌，但病理类型不同。宫颈癌有多种病理类型，像常见的有鳞癌、腺癌、腺鳞癌，比较少见的有神经内分泌癌、透明细胞癌等。不同的病理类型肿瘤的恶性度有很大的不同，像宫颈神经内分泌癌、宫颈透明细胞癌等的恶性度很高，并且对放疗、化疗等各种治疗都不敏感，这些病理类型的宫颈癌疾病进展快，治疗效果不好，易出现疾病短期内的进展及复发。第二，疾病的分期不同。宫颈癌临床分为四期，简单来说，一期就是我们平时说的早期，四期就是晚期。早期宫颈癌结合患者情况，可选择手术或根治性放化疗，而多数晚期宫颈癌患者则无法手术。早期发现、早期治疗的患者治疗效果及预后也要远远好于疾病晚期的患者。第三，除上述原因，肿瘤的分化程度、患者的一般状况及内科合并症情况、患者经济条件及依从性等都是影响肿瘤治疗及预后的因素。

14. 宫颈癌有哪些类型

宫颈癌与其他妇科恶性肿瘤一样，也有不同的病理类型，包括较常见的鳞癌、腺癌、腺鳞癌，其中，鳞状上皮细胞癌最常见，约占宫颈癌的 75%~80%。还有一些比较少见的病理类型包括：黏液性癌、子宫内膜样癌、透明细胞癌、小细胞神经内分泌癌等。

按生长方式，宫颈癌可分为：①外生型：菜花样赘生物、触之出血；②内生型：宫颈表面光滑，癌灶在宫颈内生长，使整个宫颈膨大如桶状；③溃疡型：癌组织坏死脱落，形成凹陷性溃疡，状如火山口；④宫颈管型：癌灶在宫颈外口内，较隐蔽地在宫颈管内生长扩散。

根据分化程度分：一级是高分化，二级是中分化，三级是低分化，分化程度越低，恶性程度越高，预后就相对比较差。

15. 宫颈癌为什么会转移

被诊断为宫颈癌，对患者和家属都是一个沉痛的打击，如果再发现癌症已经发生转移，患者更会感觉自己被判了死刑，并因此感到绝望。因为大家都知道转移是恶性肿瘤的主要生物学特征之一，发生转移就意味着疾病已不再是早期；发生转移就意味着可选择的治疗方式较少，治疗效果不佳，预后较差等。良性肿瘤肿物一般只在原发部位处扩大生长，不发生转移。恶性肿瘤是浸润性的生长方式，肿瘤不只在原发部位生长，还会向周围组织生长，甚至癌细胞从原发部位脱落后，还可以通过血管、淋巴管等途径迁移到远离原发部位的组织或器官，并像种子一样在那里生根发芽，继续生长，长成同样性质的肿瘤。原发部位的肿瘤被称为原发肿瘤，其他部位新长出的肿瘤则被称为转移瘤。这种转移可以发生在同一处组织或器官，也可以发生于多个部位；同一处组织或器官可以长出单一的转移瘤，也可以长出多发的转移瘤。宫颈癌的转移也是如此。癌组织的病理分化程度不同，转移发生的时间早晚则不同，癌组织分化越差，临床发生转移的时间相对越早。

另外，组织器官血管的分布、淋巴引流的途径、肿瘤的大小、病理类型、脉管间隙是否受侵、患者的一般状况等都影响着宫颈癌转移发生时间、部位、转移速度等。转移的部位、范围等和治疗方法的选择和治疗效果也有着密切关系。

16. 宫颈癌有哪些转移途径

宫颈癌的转移途径包括直接蔓延、淋巴转移、血行转移。直接蔓延和淋巴转移是宫颈癌的较常见的转移方式。

（1）直接蔓延：直接蔓延指的是病灶从宫颈局部向周围组织呈浸润性生长。癌组织从宫颈向上沿颈管累及子宫体部；癌组织向两侧蔓延，累及两侧宫旁主韧带、骶韧带、盆壁组织等，由于两侧宫旁组织较疏松，淋巴管也丰富，肿瘤穿透宫颈肌层后会较快向两侧扩散，甚至可压迫输尿管，导致输尿管梗阻，继而导致肾盂输尿管的扩张、积水、肾功能障碍；癌组织向外向下蔓延可累及穹隆、阴道壁，有时癌细胞可沿阴道黏膜下的淋巴组织播散，导致在阴道壁远处出现转移病灶；癌组织向前可侵犯膀胱，引起排尿困难、排尿疼痛、血尿等；向后可侵犯直肠，引起排便的困难、不成形便、血便、黏液便等。

（2）淋巴转移：宫颈癌淋巴转移一般有一定规律，多为先转移到盆腔淋巴结，后转移至髂总及腹主动脉旁淋巴结等。很少发生跳跃式淋巴转移。

（3）血行转移：血行转移发生率较低，一般为 5% 左右。

远处转移以肺转移为常见，其次也可发生肝转移、骨转移、脑转移等其他脏器的转移。

17. 如何判断宫颈癌复发

我们都知道，宫颈癌属于恶性肿瘤，治疗结束后仍需要严密随访，因为部分患者会发生局部复发甚至远处转移。宫颈癌的复发分为中心型复发及远处复发。中心型复发指盆腔复发，包括阴道、宫颈、膀胱、直肠、盆腔淋巴结等部位的复发；远处复发指肺、脑、骨、腹主动脉旁淋巴结等部位的复发。复发性宫颈癌的诊断需要通过病史、症状及体征，定期复查中通过影像学检查、妇科查体、细胞学检查等的前后对照发现。宫颈癌患者复发早期及局限性复发时可能无明显症状，部分中心型复发患者也可能会出现阴道出血及阴道排液等症状。当复发病灶压迫或侵犯其他器官时，可能会出现其他相关症状。如侵犯膀胱引起排尿困难、疼痛、血尿等；侵犯直肠可能出现排便困难、稀便、黏液便等表现；远处复发患者肿瘤可能转移至肺、脑或骨骼等，当患者出现咳嗽、胸闷、憋气、头晕、头痛、疼痛等症状时，应针对相应症状做进一步影响学检查，如 CT、MRI、PET-CT、骨扫描等，必要时行复发病灶活检，病理检查明确诊断。

综上所述，希望患者治疗结束切莫掉以轻心，在医生指导下定期随访，是监测病情变化、早期发现疾病复发的最有效的途径。

18. 鳞状细胞癌抗原（SCCA）与宫颈癌的关系

顾名思义，鳞状细胞癌抗原（SCCA）一定和鳞状细胞癌有关。鳞状细胞癌抗原是 1977 年 Kato 等从宫颈鳞癌组织中分离得到，是鳞状上皮细胞膜产生的一种肿瘤相关抗原 TA-4 的 14 个亚基之一。当鳞状细胞发生癌变时，癌组织中合成大量鳞状细胞癌抗原分泌入血导致血清鳞状细胞癌抗原水平升高。因此，临床中鳞状细胞癌抗原成为宫颈癌筛查的重要的血清肿瘤标志物之一。SCCA 在高中分化宫颈鳞癌的检测中敏感，在低分化鳞癌和宫颈腺癌中敏感性较差。研究发现，血清鳞状细胞癌抗原水平与宫颈癌治疗前肿瘤的大小、浸润肌层的深度、有无淋巴结转移、脉管癌栓等情况相关。随着宫颈鳞癌病情的加重，病理分级增高等，鳞状细胞癌抗原水平会相应增高。对于治疗前鳞状细胞癌抗原升高的患者，可用此值进行预后评估、术后随访及复发的辅助监测。但因其是从鳞状细胞癌中分离提取的，所以在其他鳞癌中也可有不同程度的升高，如头颈部、肺部、食管、外阴、阴道、皮肤等部位的鳞状细胞癌。所以，当发现鳞状细胞癌抗原升高时，一定不要盲目做出宫颈癌的诊断，还是要根据宫颈癌诊断流程完善查体、影像学检查、宫颈组织病理学检查等明确宫颈癌诊断。

19.

宫颈癌淋巴结转移有迹可循吗

淋巴转移是宫颈癌的主要转移方式之一，淋巴转移位置、转移淋巴结个数等是影响宫颈癌预后的重要因素。

2018 年，宫颈癌 FIGO 分期将经影像学或病理学诊断的淋巴结转移加到分期中：不论肿瘤大小和扩散程度，经影像学和病理证实累及盆腔和/或主动脉旁淋巴结为ⅢC 期，其中盆腔淋巴结转移为ⅢC$_1$ 期，主动脉旁淋巴结转移为ⅢC$_2$ 期。但需在分期中进行标注说明是 r（影像学）或 p（病理学）证据。由此可见，出现淋巴结转移已属于宫颈癌的中晚期，准确判断淋巴结转移情况影响临床治疗方案的制订及疾病的预后。

肿瘤的淋巴结转移常常有一定的规律，比如宫颈癌患者的癌细胞通过淋巴管进入淋巴结，就开始了它的"圈地行动"，一般按照由近及远的方向不断扩张自己的地盘。癌细胞最先到达的第一站，是距离它最近的宫颈旁的淋巴结，随后到达子宫旁淋巴结、髂内淋巴结、闭孔淋巴结、髂外淋巴结、髂总淋巴结；它的第二站是主动脉旁淋巴结。当然也有例外的情况，部分癌细胞不喜欢按部就班地"圈地"，绕过途径中的淋巴结，直接向较远一组淋巴结转移。临床上称这种转移方式为跳跃式转移。如在盆腔淋巴结未发生转移的情况下，首先出现主动脉旁淋巴结的转移，甚至直接在远处出现颈部淋巴结转移。

20.

宫颈癌淋巴结转移如何诊断

每个人都有很多的淋巴结，广泛分布于各个部位的淋巴管。正常情况下淋巴结很小，质地柔软，有被膜，与周围组织无粘连。当细菌、病毒、代谢的毒性产物等进入机体时，淋巴结内淋巴细胞和组织细胞反应性增生，使淋巴结肿大，称为淋巴结反应性增生。能引起淋巴结反应性增生另外一个重要因素就是恶性肿瘤的淋巴结转移。宫颈癌淋巴结转移主要发生在盆腔淋巴结，少部分可能出现主动脉旁淋巴结转移、锁骨上淋巴结转移等。淋巴结转移影响患者治疗方式的选择、治疗效果、复发间隔时间、5 年生存期等。准确评估患者淋巴结转移情况在临床上十分必要。在临床中，宫颈癌淋巴结转移的评估主要依靠影像学检查及病理检查结果：①增强 CT，可评估淋巴结的大小、形态、部位，观察淋巴结与周围组织的关系，但因其对淋巴结内部结构显示不清，无法准确判断淋巴结的内部变化；②增强 MRI，因其软组织分辨率高且可多序列、多方位成像，可清晰显示淋巴结的形态，对鉴别淋巴结转移具有较高特异性；③PET-CT，可以通过组织的活性情况来确定病灶是否为转移，与单纯的 CT/MRI 相比有更高的敏感性和特异性，但因其价格较高无法广泛应用于临床；④淋巴结穿刺活检，多用于体表部位的肿大淋巴结的诊断及鉴别诊断；⑤腹腔镜下腹膜后淋巴结的活检，对于腹膜后肿大淋巴结，无法通过穿刺明确诊断可选择腹腔镜下的淋巴结切除活检，临床中常用此方式明确分期，决定下一步治疗方案。

（二）宫颈癌的分期

为了将不同国家、不同地区、不同医院、不同治疗方法的宫颈癌患者的病情、疗效、预后等进行对照、数据整理、归纳及总结，我们需要一个国际通用的衡量、评估的标准，并以此来指导规范化治疗，评估预后及转归。这就是为什么要做宫颈癌的分期的原因。宫颈癌的分期是根据肿瘤的大小、肿瘤累及的范围、是否有淋巴结转移及其转移范围、有无远处器官转移等各项指标而制定的评价标准。目前国内临床中宫颈癌的分期采用 2018 国际妇产科联盟（FIGO）手术分期，影像学和手术病理评估均纳入了分期。

1. 为什么要做宫颈癌的分期

同样是宫颈癌，不同患者的临床症状有很大的区别，有的患者没有任何症状，有的患者有少量阴道出血，有的患者会发生大量出血甚至失血性休克，有的患者周身疼痛，还有的患者吃不下、睡不着，排便及排尿困难，严重影响到正常生活，十分痛苦。显然，病情的严重程度不同，治疗方式就会不同，治疗效果也会不同，患者的生存时间也会不同。那临床上怎么去评估恶性肿瘤患者的病情严重程度？怎样为不同的患者选择适合的治疗方案？怎样评估不同患者的预后？如何将不同国家、不同地区、不同医院、不同治疗方法的宫颈癌患者的病情、疗效、预后等进行对照？如何对宫颈癌患者进行规范化管理？

为了解决这些问题，我们需要一个标准来做衡量、做评估、做指导、做规范，这个标准就是恶性肿瘤的分期。恶性肿瘤的分期是根据患者原发肿瘤的位置、肿瘤的大小、肿瘤累及的范围是邻近组织还是远处器官、是否有淋巴结转移、是区域淋巴结转移还是远处淋巴结转移等各项指标而制定的评价标准。通过肿瘤的分期，医生及患者可以了解病情的严重程度，医生根据肿瘤分期制订相应的治疗方案，评估疾病可能的预后及转归。同时肿瘤分期也为医生在讨论患者的病情时提供了一种通用的语言，让不同国家、地区的医生在做肿瘤相关科学研究时有统一的记录及评测标准。

2. 宫颈癌分期的起源

宫颈癌是第一个制订分期的妇科恶性肿瘤，始于 1929 年。早在 20 世纪 20 年代初，宫颈癌的治疗有了明显的发展，手术、放疗、手术及放疗联合治疗均已应用于临床。为了将不同医院、不同治疗方法的治疗结果做比较，需要有一个统一的评价标准，国联卫生组织委托放射治疗委员会的专家组 Heyman（斯德哥尔摩，瑞典）、Lacassagne（巴黎大学镭委员会，法国）和 Voltz（慕尼黑，德国）收集了欧洲（瑞典、法国、德国等）各放疗中心的患者信息资料，基于临床检查和疾病的解剖结果模拟疾病的自然进展病史，起草了宫颈癌临床分期标准，将宫颈癌分为四期。此后，按此标准，每年国际年报会公布发表不同国家、不同医院的宫颈癌放射治疗效果。1937 年，宫颈癌分期做了修订，并增加了 0 期，也就是原位癌，从此以后宫颈癌的临床分期成为全世界共同使用的临床分期，被称为宫颈癌国际临床分期。1954 年，国际妇产科联盟（FIGO）成立，1961 年，国际妇产科联盟对宫颈癌国际临床分期做了修订，第一次制订出版了官方正式的宫颈癌国际临床分期，称为宫颈癌 FIGO 分期。该分期被世界卫生组织接受并加以推广，得到了全世界认可和采用。这就是宫颈癌分期的起源，也是目前我们临床中采用的 2018 年国际妇产科联盟（FIGO）手术分期的鼻祖。从初次制订至今，根据临床应用及需求，宫颈癌 FIGO 分期经历了多次的修订。

3. 宫颈癌分期的方法

恶性肿瘤的分期一般包括临床分期和手术病理分期。宫颈癌 FIGO 分期一直以来都是采用的临床分期，宫颈癌的临床分期依据是妇科查体和影像学检查，准确的盆腔双合诊及三合诊是临床分期的主要依据。妇科查体时需要 2 名妇科肿瘤专业高年资医师分别行双合诊及三合诊检查评估宫颈病灶大小，子宫及宫旁受累情况，阴道及盆壁受累情况等确诊临床分期。分期一旦确定治疗后，不再更改。然而，宫颈癌临床分期准确性受医生的检查经验、患者配合度、是否肥胖、盆腔手术史导致的粘连、盆腔子宫内膜异位症、盆腔炎症及疼痛等多种因素的影响。2018 年新版的宫颈癌 FIGO 分期将影像学证据及病理学证据纳入其中，根据影像学及病理学结果对临床检查确定的肿瘤大小、扩散范围、淋巴结是否转移等情况修正临床分期，影像学检查可提高宫颈癌临床分期的准确率，而术后病理则可作为临床分期的补充。三者结合提高了肿瘤分期对后续治疗的指导性。当然新的分期标准在临床应用中还是有个别地方存在争议，如影像学评估肿大淋巴结是炎症导致还是肿瘤转移所致缺乏特异性等，有待于在今后临床实践中进一步探索改进，让肿瘤分期更加准确地评估病情，指导治疗，预测转归。

4. 目前分期的标准是什么

目前国内临床中宫颈癌的分期采用 2018 国际妇产科联盟（FIGO）手术分期，影像学和手术病理评估均纳入分期，详见表 1。

表 1　2018 国际妇产科联盟（FIGO）手术分期

分期	标准
I 期	宫颈癌局限在宫颈（扩展至宫体将被忽略）
I A	镜下浸润癌，浸润深度≤5mm
I A$_1$	间质浸润深度≤3mm
I A$_2$	间质浸润深度 >3mm，≤5mm
I B	肿瘤局限于宫颈，镜下最大浸润深度 >5mm
I B$_1$	浸润深度 >5mm，最大径线≤2mm
I B$_2$	最大径线 >2mm，≤4mm
I B$_3$	最大径线 >4mm
II 期	肿瘤超越子宫，但未达阴道下 1/3，或未达骨盆壁
II A	侵犯上 2/3 阴道，无宫旁浸润
II A$_1$	癌灶最大径线≤4mm
II A$_2$	癌灶最大径线 >4mm
II B	有宫旁浸润，未达骨盆壁
III 期	肿瘤累及阴道下 1/3 和/或扩展到骨盆壁和/或引起肾盂积水或肾无功能和/或累及盆腔和/或主动脉旁淋巴结

续表

分期	标准
ⅢA	肿瘤累及阴道下1/3，没有扩展到骨盆壁
ⅢB	肿瘤扩展到骨盆壁和/或引起肾盂积水或肾无功能
ⅢC	不论肿瘤大小和扩散程度，经影像学和病理证实累及盆腔和/或主动脉旁淋巴结
ⅢC$_1$	仅累及盆腔淋巴结
ⅢC$_2$	主动脉旁淋巴结转移
Ⅳ期	肿瘤侵犯膀胱黏膜或直肠黏膜（活检证实）和/或超出真骨盆（泡状水肿不分为Ⅳ期）
ⅣA	侵犯盆腔邻近器官
ⅣB	远处转移

5. 宫颈癌复发后还分期吗

宫颈癌复发后还分期吗？这是临床中常遇到的问题。举个例子帮大家解释一下这个问题。假设一位年轻女性宫颈活检病理提示宫颈中分化鳞状细胞癌，门诊就诊，2位妇科肿瘤高年资医生一同行盆腔双合诊及三合诊查体，窥器下检查见到宫颈表面一直径约 1cm 菜花样肿物，其余盆腔未触及明显异常，参照宫颈癌 2018 国际妇产科联盟（FIGO）分期该患者临床分期为 IB$_1$ 期。为进一步确定宫颈病灶范围及周围组织受累、远处转移等情况进一步行影像学检查，胸部及腹部 CT 均未见转移。盆腔增强 MRI 提示病灶大小与查体一致，未见宫旁软组织浸润，未见盆腔淋巴结转移。经影像学检查后患者分期维持 IB$_1$ 期。接着患者行宫颈癌根治术，术后病理：宫颈中分化鳞状细胞癌，未见宫旁、阴道壁、盆腔淋巴结等转移。该患者最终病理诊断也是 IB$_1$ 期。但该患者 2 年后复查中发现双肺多发结节，转移不除外，经穿刺活检病理明确诊断肺部占位符合宫颈癌转移。我们看到肿瘤原发部位是宫颈，现出现肺多发转移，属于远处转移，该患者属于ⅣB 期吗？不是。根据目前国内临床中采用的宫颈癌 2018 国际妇产科联盟（FIGO）分期的评价标准，患者疾病复发后无论病灶大小，位于哪里，都不再另行分期，仍按照初次治疗时的诊断，该患者目前诊断应为宫颈中分化鳞状细胞癌 IB$_1$ 期术后复发。

6. 宫颈癌临床分期有什么不足

一直以来，宫颈癌 FIGO 分期都是采用的临床分期，宫颈癌的临床分期依据是妇科查体和影像学检查，也就是说，妇科肿瘤医生的盆腔双合诊及三合诊检查是临床分期的主要依据，所以具有一定的主观性。而既往治疗前分期一旦确定，治疗后不再更改。但临床分期未将淋巴结转移因素考虑在内，而研究表明淋巴结转移情况是影响宫颈癌预后的高危因素，直接影响治疗效果及疾病预后。所以，对于临床分期不足的争议及对宫颈癌手术病理分期的探索从未停止过。直至 2018 年宫颈癌 FIGO 分期将影像学证据及病理学证据纳入进来，经影像学或病理学诊断的淋巴结转移被加到分期中：不论肿瘤大小和扩散程度，经影像学和病理证实累及盆腔和/或主动脉旁淋巴结为ⅢC期，其中盆腔淋巴结转移为ⅢC$_1$期，主动脉旁淋巴结转移为ⅢC$_2$期。但需在分期中进行标注说明是 r(影像学) 或 p(病理学) 证据。

7. 宫颈癌Ⅳ期所说的膀胱或直肠黏膜侵犯如何确定

在宫颈癌分期中，我们看到肿瘤侵犯膀胱黏膜或直肠黏膜属于Ⅳ期中的ⅣA 期——侵犯盆腔邻近器官。宫颈癌患者出现什么症状考虑有膀胱黏膜或直肠黏膜的侵犯？如何证明是否有肿瘤的侵犯？当患者有膀胱侵犯时可能会出现下腹部疼痛、尿频、排尿疼痛、血尿等症状，当直肠有侵犯时可能会有不成形便、黏液便、血便、腰骶部疼痛、肛门坠胀感等，盆腔增强磁共振成像检查可提示膀胱黏膜或直肠黏膜的侵犯，但是即使患者有相关症状，影像学检查提示侵犯膀胱及直肠可能，也不能作为诊断ⅣA 期的依据，如可疑膀胱黏膜或直肠黏膜的侵犯需进一步行膀胱镜或肠镜的检查，镜下如见到可疑病灶需取一少部分组织行病理学检查，病理诊断明确方可确诊。

8. 宫颈癌 FIGO 分期给我们带来了什么改变

宫颈癌的 FIGO 分期从第一版的发布到如今 2018 版，历经多次修订，每一次的修订都是为了更好地应用于临床工作。既往的宫颈癌分期都是临床分期，治疗前确定分期后治疗后就不再更改，淋巴结虽然是影响预后的独立高危因素，但不参与分期。术后病理淋巴结阳性也不改变分期。例如：临床中一个患者宫颈局部病灶为 1cm，经病理诊断为宫颈癌，盆腔双合诊及三合诊未触及阴道、宫旁组织的转移，临床分期宫颈癌ⅠB$_1$期，患者影像学检查提示腹主动脉旁可见增大淋巴结，转移不除外，按照 2009 FIGO 分期患者 IB_1 期诊断不变，但实际临床中如果发生了腹主动脉旁淋巴结转移相当于发生了远处转移，严重影响患者的预后，而临床分期 IB_1 则属于早期，这样患者的预后就与临床分期不一致。新的 2018 国际妇产科联盟（FIGO）手术分期在淋巴结上做了改变，将淋巴结转移纳入ⅢC 期，盆腔淋巴结的转移为ⅢC$_1$ 期，主动脉旁淋巴结转移为ⅢC$_2$ 期，不论肿瘤的大小和扩散程度，不论是影像学证据还是病理学证据。这样分期的改变大大改善了既往临床分期与患者预后相偏离的情况。当然，实际应用中影像学检查有时难以准确评估淋巴结转移是肿瘤性还是炎症导致，必要时可以行腹腔镜探查及可疑部位的淋巴结活检明确诊断。

9. 宫颈低分化鳞状细胞癌 IB_1 期到底是什么意思

一个诊断明确的宫颈癌患者，门诊或住院病历上通常可以看到"宫颈低分化鳞状细胞癌 IB_1 期"这样类似的表达。多数患者并不理解这些语言及字符的含义，这到底意味着什么呢？接下来就为大家来揭秘这短短一行字所代表的临床意义。

前面两个字"宫颈"告诉我们肿瘤的原发部位位于宫颈，而不是子宫体、内膜、卵巢或其他别的器官，这是对肿瘤的定位；低分化说明的是恶性肿瘤的分化程度，也就是肿瘤细胞与正常细胞的接近程度，分为高分化、中分化、低分化，分化越低说明肿瘤与正常细胞差别越大，恶性度就越高，预后就越差；鳞状细胞癌是肿瘤的病理类型，宫颈癌有多种病理类型，包括鳞癌、腺癌、腺鳞癌、透明细胞癌、内膜样癌、神经内分泌癌等，其中鳞癌是宫颈癌最常见的病理类型；IB_1 是宫颈癌的分期，宫颈癌共分为Ⅰ、Ⅱ、Ⅲ、Ⅳ期，Ⅰ期是最早期，Ⅳ期是最晚期。期别越早，预后越好。Ⅰ期中又分为 IA、IB 期，镜下所见的宫颈癌浸润深度 $\leqslant 5mm$ 为 IA 期，肿瘤局限于宫颈，镜下最大浸润深度 $>5mm$ 为 IB 期。IA 期根据病灶浸润深度进一步分为：IA_1 期是间质浸润深度 $\leqslant 3mm$；IA_2 期是间质浸润深度 $>3mm$，$\leqslant 5mm$；IB 期根据病灶浸润深度及肉眼所见肿物大小分为：IB_1 期是浸润深度 $>5mm$，最大径线 $\leqslant 2cm$；IB_2 期是最大径线 $>2cm$，$\leqslant 4cm$；IB_3 期是最大径线 $>4cm$。所以 IB_1 意味着肿瘤病灶深度大于 5mm，肿瘤直径不超过 2cm。

（王红国）

六、宫颈癌前病变的治疗

1. 什么是宫颈癌前病变

宫颈癌前病变是指宫颈的上皮细胞出现异常增殖性病变，并有癌变的倾向，但尚未发展为宫颈癌的一个阶段。宫颈的癌前病变多数由高危型人乳头瘤病毒（HPV）持续感染引起。一般来讲，宫颈癌的发生和发展有一个渐进的演变过程，时间可以从数年到数十年。感染 HPV 的女性中，约有 10%~20% 会发生癌前病变，如果不治疗，其中会有约 5% 的女性最终会发展为宫颈癌。因此，患上宫颈癌前病变，相当于驶上了通往宫颈癌的"高速公路"。不过也不必太担心，我们依然有充足的时间发现并将其"拦截"下来。

2. 什么是宫颈低级别鳞状上皮内病变

鳞状上皮是广泛覆盖在宫颈、阴道、外阴表面的正常上皮，HPV 感染也最容易出现在鳞状上皮内。宫颈低级别鳞状上皮内病变（LSIL），也称为宫颈鳞状上皮内瘤变Ⅰ级，简称 CIN Ⅰ级。低级别鳞状上皮内病变多由 HPV 一过性感染导致，就像一场"感冒"，可以通过自身免疫力清除。约 85%~90% 的 HPV 感染可以在 1~2 年内自行清除，发展为高级别鳞状上皮内病变的概率较低。低级别鳞状上皮内病变一般用肉眼难以分辨，在显微镜下一般表现为鳞状上皮的基底及副基底层细胞增生，细胞外观与正常细胞有轻微不同，且异常细胞不超过上皮的下 1/3 层。

3. 什么是宫颈高级别鳞状上皮内病变

宫颈高级别鳞状上皮内病变（HSIL）多由高危型 HPV 持续感染导致，是指如果不治疗就具有发展为癌的风险的病变，也是我们需要重点"拦截"的对象。HSIL 包括宫颈鳞状上皮内瘤变Ⅱ级，简称 CIN Ⅱ级，以及宫颈鳞状上皮内瘤变Ⅲ级，简称 CIN Ⅲ级。在显微镜下表现为比低级别鳞状上皮内病变更广泛的异常上皮增生，异常增生的程度达到上皮的 1/2 层以上，即为 CIN Ⅱ级。如果异常增生达到上皮的全层，就是 CIN Ⅲ级，也是离宫颈癌最近的一个等级。

4. 宫颈癌前病变一定会变成癌吗

宫颈癌主要由高危 HPV 持续感染引起，但是从发生感染到真正发展为宫颈癌需要很长的时间，可能要经历数年至数十年。感染高危 HPV 的人群多数为一过性感染，少部分持续感染状态的人也需要经历数年的时间才会发展为癌前病变。而且大多数癌前病变患者可以自行好转，CIN Ⅰ级进展为宫颈癌的概率仅为 14%~40%，而 CIN Ⅲ级进展为宫颈癌的概率较高，可达 70%。所以，癌前病变自然进展不一定会是癌，高危的 CIN Ⅲ级经过干预后也会避免发展为癌。

5. 宫颈癌前病变能治好吗

首先，癌前病变不是"癌"，不应该将其与"癌"等同理解。癌前病变是细胞出现异常增生的过程，除了数量增加，异型程度也可能逐渐加重，但尚未发展为癌。发生癌前病变时，虽然增生的细胞已有向癌细胞转变的倾向，但尚未成为典型癌变。不是所有的癌前病变都会发展为癌，大部分癌前病变在此"紧急刹车"，长期稳定，甚至"原路返回"，消退复原。只有相当小的一部分癌前病变继续发展，最终演变为癌。因此，对于一部分癌前病变，是可以"自愈"的，无需过分担心；而对于可能会发展为癌的高危癌前病变，只要妥善处理，完全可以治愈。

6. 得了宫颈癌前病变还能打宫颈癌疫苗吗

目前已有一些关于注射宫颈癌疫苗后的预防效果的临床研究，其中也包括对于既往因宫颈癌前病变治疗后的患者。一项针对宫颈高级别鳞状上皮内病变（HSIL）患者的研究，是在经过手术治疗后，注射四价宫颈癌疫苗，然后观察患者是否会再次出现宫颈病变或外生殖道病变，并与经手术治疗而为接种疫苗的患者进行对比。研究的随访时间约 2 年，结果表明，CIN Ⅰ级以上病变发病下降 47%，CIN Ⅱ级以上病变发病下降 65%。与 HPV6、11、16、18 型相关的 CIN Ⅰ级以上病变的发病下降 74%，与 HPV6、11、16、18 型相关的 CIN Ⅱ级以上病变的发病下降 61%。该研究表明，由 HPV6、11、16、18 型引起的宫颈癌前病变和其他生殖道癌前病变（外阴癌前病变、阴道癌前病变）治愈后，进行疫苗接种可以减少这些部位癌前病变的复发率，尤其是还没有感染过这 4 型 HPV 的女性。但这仍需要大样本的长期研究进一步证实。因为既往患有癌前病变的女性，尤其是高级别鳞状上皮内病变（HSIL），虽然通过手术可以实现治愈，但是仍有复发甚至发展为癌的风险，术后仍需密切随访。

7. 宫颈癌前病变是怎样诊断的

大多数宫颈癌前病变患者没有症状，少数患者会有同房后出血、阴道血性分泌物、阴道分泌物增多的症状。因此，规律体检很重要。体检做妇科检查时，多数的癌前病变也难以通过医生的眼睛去分辨，而需要根据宫颈细胞学检查（TCT）、HPV检测以及阴道镜下活检病理组织学检查明确诊断。当TCT和/或HPV检测出现异常，医生则会建议患者进行阴道镜检查。阴道镜检查可以放大宫颈并可以通过醋白试验、碘染色等方式帮助医生辨别病变区域，并取组织送病理检查。患者最终拿到的病理报告就是最终的诊断结果，医生会根据病理结果指导患者进一步治疗。

8. 宫颈癌前病变可以保守治疗吗

宫颈低级别鳞状上皮内病变（LSIL），也称为宫颈鳞状上皮内瘤变Ⅰ级，简称CIN Ⅰ级。这种类型的癌前病变大多数可自行好转，仅有一小部分会进展为CIN Ⅱ级或CIN Ⅲ级，进展为宫颈癌的就更少。因此，对于CIN Ⅰ级，如果患者有条件进行随访，就不必手术治疗。可以每6~12个月通过TCT、HPV检查进行随访，必要时复查阴道镜及宫颈活检。

对于孕期女性，如果阴道镜病理活检提示为宫颈癌前病变，但没有浸润癌，可以继续妊娠。但在孕期需要密切随诊，每8~12周复查TCT以及阴道镜检查。产后6~8周再次复查TCT，必要时进一步行宫颈活检，并根据结果进一步处理。

对于有生育要求的年轻女性，在初次诊断宫颈高级别鳞状上皮内病变（HSIL）时，也可谨慎考虑随访观察。年轻女性宫颈病变发生自然好转的概率较绝经后女性高，尤其是CIN Ⅱ级患者。对于有随访条件的患者，每6个月行TCT和阴道镜联合检查，如果连续2次TCT和阴道镜检查正常可改为每年1次。如果随访期间发现病理结果进展，则需要及时手术干预。

9. 什么是物理治疗

物理治疗是指采用微波、冷冻、激光、电灼等方法破坏宫颈上皮异常组织，经机体修复后，使病变部位被新生成的组织替代，达到清除病灶的治疗目的。除了宫颈以外，物理治疗也适用于外阴和阴道的一些癌前病变。在进行物理治疗前，需要通过阴道镜检查以及宫颈活检术明确病理诊断。当病理结果为低级别鳞状上皮内病变（LSIL），或者 HPV 合并湿疣样病变，以及阴道上皮内病变、外阴上皮内病变，可考虑行物理治疗。物理治疗的时间一般选择在月经干净后 3~7 天，避免在月经前或月经期操作。物理治疗术后宫颈局部上皮脱落，需要一定时间修复，这期间如果恰逢月经期，则经血污染创面，会增加局部感染的风险。如果患者患有阴道炎或盆腔炎，则应在炎症治愈后再行物理治疗，防止操作加重感染甚至引发全身感染。物理治疗后患者仍需遵医嘱定期随访。

10. 手术可以清除 HPV 吗

手术的目的也仅仅是去除病灶，能切除发生病变的宫颈组织，而无法切除"看不见的"HPV。

大家也不要对 HPV 感染过分担心。HPV 感染在人群中发生率很高，约 80% 女性一生中至少 1 次发生 HPV 感染，多数感染是一过性的，可以自行清除。而少数女性持续 HPV 感染或重复感染，成为患宫颈癌的高危人群。这些感染高危型 HPV 的女性经过 5~10 年，甚至更长的时间，随着 HPV 整合到细胞核内，才会由持续性 HPV 感染发展到癌前病变，再发展为宫颈癌。

当前尚无治疗 HPV 感染的特效药。开展宫颈癌筛查的目的并不是针对 HPV 阳性进行治疗，而是通过细胞学和 HPV 检测结果筛选出存在宫颈病变的患者。

11. 宫颈癌前病变的手术治疗有哪些方式

对宫颈高级别鳞状上皮内病变（HSIL）的手术治疗一般包括宫颈环形电切术（LEEP）和宫颈冷刀锥切术（CKC）。LEEP 术是通过环行金属丝（圈电极）传导高频交流电，利用高频电流所特有的干燥脱水效应、电弧切割效应来对电极接触的组织进行快速切开，从而切除病变区域和宫颈转化区，以达到诊断和治疗作用。LEEP 手术安全、出血少，一般可在门诊操作，对于 CIN Ⅱ级以及病变表浅、要求保留生育功能的 CIN Ⅲ级，LEEP 术可作为首选。CKC 是指用手术刀直径对宫颈做锥形切除以去除病灶。如果 HSIL 病灶范围广泛，病理结果可疑早期浸润癌，或宫颈癌 IA_1 期需要保留生育功能的患者可采用该术式。CKC 需要麻醉下进行，因切除范围大且深，术中、术后容易出现创面出血。

12. 手术后就不会得宫颈癌了吗

LEEP 术和 CKC 都是对于癌前病变的治疗，治疗后仍需密切随访。

研究表明，因宫颈癌前病变进行手术治疗的患者与普通人群相比，宫颈癌的发生率升高 2~5 倍。因此，术后并非可以"高枕无忧"，如经过连续 3 次随访结果均正常，则可以按照常规筛查监测。一般手术后高危型 HPV 消退需要 6~18 个月，消退时间与患者病变程度、年龄等因素有关。术后如 HPV 持续阳性，应当结合细胞学结果评估，必要时行阴道镜检查+活检术。

13. 手术前需要做哪些准备

如果经病理活检明确诊断，需要做 LEEP 术或者 CKC，首先要与医生沟通，明确手术目的，即首先需要通过术后病理进一步明确诊断，是否存在宫颈癌，如果病理证实没有宫颈癌，仅为癌前病变，则可以通过切除手术去除病灶，起到治疗作用。术前医生会向患者交代病情，告知手术的必要性和操作过程，以及术后的注意事项，并签订知情同意书。术前还需经妇科检查除外阴道炎以及全身的感染情况。对于尚未绝经的女性，手术应在月经干净后 3~7 天进行，术前 3 天不要同房。

14. 手术后需要注意些什么

首先要避免剧烈活动，并观察阴道出血量。虽然术中采取了电凝、缝合等止血措施，但伤口创面血供较丰富，剧烈活动后局部小血管可能再次出血，伤口结痂也可能脱落，导致血管再次开放而出血。因此，如果有阴道出血量多，应及时到医院就诊。

同时要保持外阴的清洁干燥，伤口的愈合过程中会有少量渗血以及分泌物，术后应勤换卫生巾，保证外阴清洁干燥，避免感染，也不要做阴道上药和冲洗。

还需要关注术后的病理结果。一般术后 1 周左右会出病理结果，此时需要及时到医院就诊，如果诊断为宫颈癌，或术后切缘阳性，则需要遵医嘱继续治疗。如果病理除外了宫颈癌，且切缘阴性，则可以在医生的指导下门诊定期随访。

15. 术后可以有性生活吗

在进行 LEEP 术或 CKC 后，如果伤口创面愈合良好，患者是可以进行性生活的。

术后伤口创面会有少量渗血和分泌物，为防止伤口大量出血和感染，此时应当避免性生活，也要避免盆浴、游泳、温泉等。观察期间如果出现阴道大量出血，分泌物增多、异味，需要及时到医院就诊，明确原因，妥善处理。术后 2~3 个月应进行术后的第一次随访，请医生确认伤口的愈合情况。如果明确伤口愈合良好，则可以恢复性生活。

16. 手术会影响怀孕吗

随着广大女性对宫颈癌的认识逐渐普及和健康体检的推广，越来越多的患者在癌前病变即得到诊断和治疗。而对于育龄期女性，治疗是否对怀孕造成影响也是一个非常值得关注的问题。

治疗癌前病变的手术不会影响怀孕。一般情况下，对于有生育要求的患者，医生会在手术切除病灶的同时尽量"少切"，保留尽可能多的宫颈。育龄期女性的宫颈一般长 3~4cm，经少量切除愈合后不会明显缩短。但关于术后流产的发生率，CKC 和 LEEP 术是不同的，研究报道，CKC 术后流产率 26%，LEEP 为 5.2%。因此，对于有生育要求的患者，应首选 LEEP 术。患者术后如发现怀孕，应与产科医生及时沟通，告知既往宫颈手术史，以便产科医生在孕期检查时及时发现相关风险，尽早预防并处理。

17. 做完手术，发现了"癌"怎么办

LEEP 术或 CKC 术后的病理结果如果提示宫颈浸润癌，患者需要尽快到可以治疗妇科肿瘤的医院就诊，请妇科肿瘤医生评估患者情况，根据患者年龄、肿瘤分期、是否有生育要求等情况决定进一步治疗。

有时，肉眼不可见的宫颈浸润癌仅能通过 LEEP 术或 CKC 术后的病理得以诊断，因为阴道镜虽然可以将宫颈进行局部放大并通过醋白、碘染等方式辅助诊断，但仍有一定漏诊可能，且阴道镜下取活检具有取材深度和广度的局限性。因此，阴道镜下活检的病理结果并不能作为最终的诊断。通过 LEEP 术或 CKC 术后病理诊断了宫颈癌，虽然这并不是个好消息，但值得欣慰的是多数患者的分期相对较早，大多为ⅠA 期，经积极治疗后预后相对较好。

18. 宫颈癌前病变需要切除子宫吗

一些没有生育要求的育龄期以及绝经后的癌前病变患者可能会想：我现在得了癌前病变，做了 LEEP 或者 CKC 后也要经常复查，提防复发或变成"癌"，这样又担心又麻烦，还不如直接把子宫切掉，一劳永逸，以后也不会再得宫颈癌了。

但是，这么想其实是不妥的。首先，癌前病变的治疗多数可以仅通过经阴道的"小"手术——LEEP 术或 CKC 术达到治疗目的，而不必"兴师动众"去做开腹或腹腔镜下的全子宫切除这样的手术，相比前者，全子宫切除术的手术创伤、风险都要更大，住院费用高，时间长，这对于绝大多数癌前病变患者是不必要的。如果做了全子宫切除术，术后病理提示为宫颈癌，则会使后续治疗陷入被动，而对于 IA_1 期伴脉管癌栓、IA_2 期及以上分期的患者，仅行全子宫切除术是不够的，还需要补充操作更加困难和复杂的二次手术，甚至补充放化疗。这样的治疗风险重重，预后也更加不确定。因此，切除子宫不应该作为宫颈癌前病变的首选治疗。

19. 治疗后多长时间复查

虽然对于癌前病变进行规范治疗，可以明显降低其进展为宫颈癌的风险，但研究表明，曾经患有宫颈癌前病变的患者终身罹患宫颈癌的风险仍高于普通女性，既往诊断为宫颈高级别鳞状上皮内病变（HSIL）的患者 10 年内患宫颈癌的风险是普通女性的 5 倍。因此，这些患者需要长期规范随访。对于术后病理切缘阴性的患者，在术后 6~12 个月后应行细胞学和 HPV 复查，如未发现病变持续存在迹象，建议 12 个月后再次重复检查。连续 2 次检查未见异常者，可每 3 年复查 1 次。如术后病理切缘为 HSIL，建议术后 4~6 个月复查并行阴道镜评估。如随访过程中发现组织学确诊为 HSIL，建议行重复性切除术，不能再次重复性切除者可考虑行全子宫切除术。

20. 孕期发现宫颈癌前病变怎么办

孕期发现宫颈低级别鳞状上皮内病变（LSIL），如果没有阴道出血和异常分泌物，不需要治疗，可于产后复查时复查细胞学和 HPV，并根据结果决定是否需要行阴道镜检查。

如果在孕期发现宫颈高级别鳞状上皮内病变（HSIL），则需提高警惕。但孕期物理治疗以及 LEEP 或 CKC 均为相对禁忌手术，可能造成出血、流产、早产等风险，因此，不推荐采用上述方法治疗。建议孕期每12周左右复查阴道镜，必要时行活检术明确病情。如孕期未进展为宫颈癌，则可待产后复查，如病理仍提示为HSIL，可行LEEP或CKC术治疗。孕期HSIL也不是行剖宫产术的指征。

（张楠）

七、得了宫颈癌，需要手术吗

手术治疗，向来都是肿瘤治疗的重要组成部分，也是广大患者最容易理解、最容易接受的治疗方式。本来嘛，病灶被手术切掉了，"眼不见为净"，一刀下去，就痛痛快快地解决了问题，去除了病痛，让人有种瞬间解脱的感觉。

然而，在恶性肿瘤治疗，尤其是宫颈癌的治疗中，事实真的就是这样的吗？病灶真的都可以一切了之吗？事实上，在宫颈癌的治疗中，手术和同步放化疗向来都是各有所长。针对不同的病情，采取不同的治疗方式，尽量争取最大的治疗效果，尽量降低可能给患者带来的伤害，这是在肿瘤的初始治疗前就应该慎重考虑的问题。

在此，我们主要探讨一下宫颈癌手术治疗的相关问题。

（一）手术治疗是早期宫颈癌治疗的主要方式

1. 手术治疗宫颈癌的优势是什么

相比同步放化疗，手术治疗是有其自身优势的。除了可以获得"眼不见为净""一切了之"的心理安慰之外，手术还具有以下优势：

（1）手术切掉了肿瘤组织，使得系统的病理检查成为可能。这样就能得到肿瘤更为准确的手术-病理分期，为后续治疗方案的制订提供了可靠的依据。

（2）由于肿瘤存在不均质性，有些肿瘤组织可能对于放射治疗并不敏感，从而导致治疗失败，而手术可以直接切掉对放射治疗不敏感的肿瘤组织。

（3）由于卵巢对于放射线的耐受剂量较小，远远低于宫颈癌根治性同步放化疗所需的剂量，这就导致应用同步放化疗的宫颈癌患者卵巢功能必将受到永久的伤害，激素水平下降，从而导致更年期症状。而手术治疗可能使患者免于同步放化疗，或者手术中可以进行双侧卵巢悬吊术，尽可能使卵巢远离宫颈癌放射治疗的区域，尽可能保护卵巢功能。

2. 什么样的情况下，宫颈癌患者可以选择手术治疗

是否可以进行手术治疗，通常取决于 2 个方面：一方面是患者自身的身体状况，另外一方面就是疾病的治疗原则。

首先看患者的身体状况，自然是要求患者没有手术治疗的禁忌证，比如没有诸如出血性疾病、严重的心肺功能障碍等情况。另外，宫颈癌的手术治疗要达到根治性的切除，手术创伤较大，术后的恢复也相对困难。因此，对于老年患者，一般不建议进行手术治疗，而是选择同步放化疗。

其次看疾病治疗原则。通常来讲，早期的宫颈癌是可以行手术治疗的，而晚期的宫颈癌只能选择同步放化疗。在宫颈癌的分期中，通常认为期别在 IIA_2 期以前的患者属于早期。但是由于 IB_3 期以及 IIA_2 期患者的肿瘤直径都大于 4cm，对于这种巨块型宫颈癌，手术切除难度较大，并且伴发其他高危因素的可能性也比较大，即便进行了手术治疗，术后需要补充同步放化疗或者化疗的可能性也较高。因此，对于 IB_3 ~ IIA_2 期的宫颈癌患者，应个体化制订治疗方式，通常建议首选同步放化疗治疗。

3. 可以先做化疗，肿瘤缩小后再手术吗

既然手术治疗只适用于早期宫颈癌患者，而且 IB_3 ~ IIA_2 期的宫颈癌由于局部肿瘤较大，也通常建议首选放射治疗。那么，是否可以先进行化疗，等肿瘤缩小后再做手术呢？

这种在手术前先进行的化疗通常叫作新辅助化疗，紫杉醇+顺铂的联合化疗是宫颈癌新辅助化疗的最为常用的方案。通常情况下，可先进行 2 个疗程的紫杉醇+顺铂化疗后再进行手术治疗。新辅助化疗可能起到肿瘤降分期的作用，以提高手术的彻底性和安全性；另外，新辅助化疗可以在一定程度上控制肿瘤的微转移和远处转移，改善患者预后。

但是，新辅助化疗后再进行手术治疗，依旧不能缩小手术范围，仍需要根治性的子宫切除和盆腔淋巴结的清扫，而且化疗的应用有可能降低患者对手术的耐受性，延缓术后恢复。其次，由于化疗的作用，肿瘤组织可能出现变性或者坏死，导致了术后病理结果的改变，从而可能影响术后辅助治疗的选择，导致治疗决策的失误，影响患者的预后。因此，新辅助化疗后再做根治性手术的治疗方式并没有广泛开展，在 FIGO 指南中仅是推荐在同步放化疗设备或经验缺乏的地区，而NCCN 指南则从来没有推荐在宫颈癌中应用新辅助化疗。

4. 同步放化疗治疗后的患者还能再做手术吗

宫颈癌根治性放疗的总剂量（体外照射剂量加上腔内照射剂量）基本达到了 75~90Gy，放射野范围内的组织器官，如膀胱、直肠、结肠、骨髓、皮肤、小肠、输尿管等，都会发生一系列的急慢性放射并发症，甚至会引发严重的膀胱阴道瘘或者直肠阴道瘘。放疗后组织纤维化，脏器间粘连，导致手术难度增加，损伤可能性增大，而放射后的组织，一旦损伤，基本都是不可逆的。如果出现肠管或者输尿管膀胱的损伤，需要进行永久性的造瘘。这将极大地降低患者的生活质量。所以，原则上讲，经过同步放化疗治疗的宫颈癌患者，治疗结束就到此为止，不再进行手术治疗了。

但是，有部分巨块型患者或对放射线不敏感的宫颈腺癌患者，在治疗结束的评估中发现肿瘤仍未退缩或仍具有活性，存在明显的原位复发征象，则应该考虑在同步放化疗结束后的合适时机切除子宫。针对此类患者，应进行充分的术前告知，权衡利弊后再进行个体化的手术治疗。

5. 什么是宫颈癌手术的 Piver 分型

自 1898 年魏氏（Weitherm）进行第一例宫颈癌广泛性子宫切除术之后，各种术式不断出现，人们往往用术式发明者命名这些经典的广泛性子宫切除术，如 Weitherm、冈林（Okabayashi）、Meigs 广泛性子宫切除术等术式。直至 1974 年，Piver 等将广泛性子宫切除术分成 5 型，以规范手术范围及其适应证。此后，作为应用最广泛的广泛性子宫切除术分型系统，Piver 分型已应用了超过 40 年。

具体分型如下：

Ⅰ型：筋膜外子宫切除术（适用于ⅠA$_1$期不伴有脉管癌栓的患者）；

Ⅱ型：改良根治性子宫切除术，切除范围包括 1/2 的主韧带、1/2 的宫骶韧带以及上 1/3 阴道（适用于ⅠA$_1$期伴有脉管癌栓及ⅠA$_2$期患者）；

Ⅲ型：根治性子宫切除术，切除范围包括毗邻盆壁切除主韧带、从骶骨附着处切除宫骶韧带以及切除上 1/2 阴道（为标准的宫颈癌根治手术，适用于ⅠB~ⅡA 患者）；

Ⅳ型：扩大根治性子宫切除术（适用于部分复发患者）；

Ⅴ型：盆腔脏器廓清术（适用于部分ⅣA 期及复发患者）。

6. 什么是宫颈癌手术的 Q-M 分型

随着新的技术手段和治疗理念的出现，Piver 分型已显得不合时宜。在 Piver 手术分型基础上，2008 年又提出了 Q-M 子宫切除分型系统，并在 2017 年得以完善，此系统更注重手术切除的精准解剖及个体化处理，逐渐得到推广。Q-M 分型的特点是采用盆腔内清晰的解剖结构作为标志来界定子宫的切除范围，如子宫动脉、膀胱、直肠、输尿管等等。详见表 2。

表 2　Q-M 手术分型

分型	对应术式	输尿管处理	子宫动脉处理	侧方宫旁切除	腹侧宫旁切除	背侧宫旁切除	阴道切除
A	介于筋膜外子宫切除术和改良根治术之间	识别但不游离	与输尿管内侧切断	输尿管与宫颈之间	最小切除	最小切除	小于1cm
B1	改良根治术	隧道顶部打开与侧推	输尿管正上方切断	输尿管水平	部分切除膀胱宫颈韧带	宫骶韧带-阴道直肠韧带在腹膜返折处切除	切除1cm
B2	B1+宫旁淋巴结切除	同 B1	同 B1	同 B1，再切除宫旁淋巴结	同 B1	同 B1	同 B1
C1	NSRH	完全游离	髂内动脉	髂血管内侧水平（保留盆腔内脏神经）	膀胱水平（保留膀胱支）	直肠水平（保留腹下神经）	切除2cm或根据实际需要
C2	经典的宫颈癌根治术	同 C1	同 C1	髂血管内侧水平（不保留盆腔内脏神经）	膀胱水平（不保留膀胱支）	骶骨水平（不保留腹下神经）	同 C1
D1	侧盆扩大根治术	完全游离	连同髂内血管切除	盆壁血管切除	膀胱水平	骶骨水平	根据需要
D2	侧盆廓清术	同 D1	同 D1	盆壁肌肉筋膜切除	根据情况	根据情况	根据需要

（二）宫颈癌相关手术方式

1. 宫颈癌治疗最常见的手术方式是什么

由于宫颈癌的主要转移方式为直接蔓延和淋巴结转移，因此其手术治疗要求切除中心病灶以及周围可能受累的邻近组织以及盆腔淋巴结，即手术应包含两部分内容：一部分是子宫的切除，另外一部分是淋巴结清扫。

Piver Ⅲ型根治性子宫切除术是宫颈癌手术的基本术式，切除范围包括子宫、宫旁、阴道上段、部分阴道旁组织及盆腔淋巴结。邻近的结缔组织，包括前方的膀胱宫颈韧带（前后叶）、侧方的主韧带、后方的宫骶韧带和直肠阴道韧带，也需切除足够的长度。淋巴结切除术也是该术式的基本步骤之一，切除范围包括宫旁淋巴结、闭孔、髂内、髂外和髂总淋巴结。但是，由于 Piver 分型并没有应用国际解剖学术语，没有相对固定的解剖学标志，在描述上不够准确。因此，在不同的肿瘤治疗中心，甚至同一中心的不同手术小组，即使是相同的 Piver 分型，在实际手术操作上也有很大出入。

2. 腹腔镜手术的优劣势

随着技术的发展，腔镜手术技术在各学科各专业得以广泛开展。腔镜手术的优势绝不仅仅是避免大的手术切口，减少患者创伤。由于腔镜可以进入腹盆腔近距离观察组织器官，远远超过开腹手术直视下的暴露水平；且由于腔镜的放大作用，使得术野暴露更为直接和清晰。配合腔镜下手术器械的进步，镜下手术操作更为精细和准确。因此，腹腔镜下宫颈癌根治术可以减少患者创伤、缩短术后恢复时间，有利于患者整体治疗。

但在 2018 年，医学权威杂志《新英格兰医学杂志》发表了 2 项临床研究，一篇是安德森癌症中心 Ramirez 等 Laparoscopic Approach to Cervical Cancer（LACC）的 RCT 研究文章，另一篇是美国哈佛医学院 Melamed 等的回顾性文章。两篇文章比较了早期宫颈癌开腹广泛全子宫切除术和腹腔镜/机器人广泛性子宫切除术的结局，结果认为对于接受广泛性子宫切除术的早期宫颈癌患者，腹腔镜/机器人组的无瘤生存率和总体生存率均低于传统开腹组，而复发率和病死率则均高于开腹手术组。也就是说，尽管腹腔镜手术存在微创损伤小，术后恢复快等优点，但遗憾的是，目前的临床研究结果显示腹腔镜手术患者的复发率和病死率高于开腹手术的患者，这是和我们的治疗初衷相违背的。

因此，目前关于开腹手术和腹腔镜手术的争议还是非常大，在更高级别的临床研究结果出炉以前，还是应该遵循目前的循证医学证据进行手术方式选择。

3. 为什么要做淋巴结清扫术

淋巴结转移是宫颈癌转移的方式，是影响宫颈癌预后的重要因素。因此，淋巴结转移状况是指导宫颈癌后续治疗的重要依据，术后病理证实有淋巴结转移的患者需要补充术后辅助同步放化疗。

宫颈癌手术的淋巴结清扫范围涉及盆腔淋巴结以及腹主动脉旁淋巴结；一般采用盆腔淋巴结清扫 ± 腹主动脉旁淋巴结取样术。研究显示Ⅰ期和Ⅱ期宫颈癌患者术后盆腔淋巴结转移率分别为 0%~16.0% 和 24.5%~31.0%。

4. 术中如果怀疑淋巴结转移应该怎么办

宫颈癌的手术治疗包括广泛全子宫切除+盆腔淋巴结清扫两部分，通常来讲，手术进腹后要先进行腹盆腔探查，尤其是腹主动脉旁和盆腔淋巴结状况探查，明确是否有异常的肿大淋巴结，一般有肿瘤转移的淋巴结通常会质硬增大。

如果在探查过程中发现异常的肿大淋巴结，怀疑存在淋巴结转移。应切除可疑的肿大淋巴结，并送术中冰冻病理检查，明确是否有淋巴结转移。如果冰冻病理证实没有淋巴结转移，则手术继续按原计划完成。如果冰冻病理证实有淋巴结转移，则应该进行盆腔淋巴结清扫 ± 腹主动脉旁淋巴结取样术，不再进行广泛全子宫切除而是保留子宫。保留子宫的目的是要进行随后的同步放化疗，以便进行腔内同步放化疗。

5. 宫颈癌手术能保留生育功能吗

近年来，宫颈癌的发病有趋于年轻化的趋势，数据显示，约有42%的宫颈癌患者发病年龄小于 45 岁，未生育的患者逐渐增多。因此，保留生育功能的需求增加。

研究显示，宫颈癌病变延伸至子宫体的概率并不高，大约在 0.33%。而宫颈癌发生卵巢转移的概率也较低，尤其是最为常见的宫颈鳞癌，发生卵巢转移的概率仅为 1%~2.5%；宫颈腺癌发生卵巢转移的概率高于宫颈鳞癌，但早期患者的卵巢转移率通常也小于 5%。

因此，针对特定的宫颈癌患者，实施保留生育功能的手术治疗是可行的。

6. 什么是保留生育功能的宫颈癌手术

女性生育功能主要是指卵巢形成卵泡并发生排卵，然后输卵管捕捉到卵泡，并将其送到特定部位与精子结合形成受精卵，受精卵在子宫发育形成胎儿。因此，保留女性生育功能，就要保留子宫和至少一侧的卵巢和输卵管。

Dangent D 在 1987 年首先提出了根治性宫颈切除术。这种手术通常是采用经阴道进行广泛宫颈切除和腹腔镜下进行盆腔淋巴结切除。宫颈和上段阴道的切除范围和 B 型根治性子宫切除术相同，但是保留子宫体。适用于经仔细筛选的 IA_2 期或 IB_1 期需要保留生育功能的患者。

相比经阴道的根治性宫颈切除，经腹的根治性宫颈切除术可以切除更多的宫旁组织，适用于部分 IB_1~IB_2 期病例，手术范围类似 C 型根治性子宫切除术，也就是传统的 Piver III 型根治术。

当然，宫颈锥切术也是一种保留生育功能的宫颈癌手术，只是这种术式只适用于 IA_1 期没有脉管癌栓的极早期宫颈癌患者，而且要求锥切标本的切缘距离肿瘤应该达到 3mm。

7. 什么样的宫颈癌患者可以实施保留生育功能的手术治疗

保留生育功能的宫颈癌手术，首要的适应证当然是渴望生育的年轻宫颈癌患者，并且患者不存在不孕的因素。

其他适应证有：肿瘤≤2cm；临床分期为 IA_2~IB_1 期；病理类型为宫颈鳞癌或宫颈腺癌；阴道镜检查未发现宫颈内口上方有肿瘤浸润；未发现区域淋巴结转移征象。

建议在有经验的妇科肿瘤中心完成保留生育功能的宫颈癌手术治疗，并且术后尽早完成生育。已报道保留生育功能的宫颈癌手术后已有 300 多例妊娠，中孕期流产率为 10%，72% 的患者可维持到孕 37 周或以上。

8. 什么是保留神经的宫颈癌根治性手术

由于根治性子宫切除术对盆腔自主神经的损伤可能导致患者术后发生排便、排尿困难及性功能障碍，在根治性子宫切除手术中保留神经的技术不断得到研究和推广。

在 Q-M 宫颈癌手术分型中的 C1 型根治术即为保留神经的宫颈癌根治手术。此手术方法提出在 4 个手术解剖部位保留盆腔自主神经及其分支的方法：①在处理宫骶韧带时，将外侧的腹下神经向外分离，将其完全和宫骶韧带分离后，再切断宫骶韧带；②游离输尿管隧道时，沿其前上方分离，以保留其外侧的盆丛神经纤维；③切除主韧带时尽量将主韧带内侧及下方盆腔内脏神经及盆丛神经纤维推向盆壁，特别注意保留主韧带下方的神经纤维；④切除膀胱宫颈韧带深层时，勿过于靠近盆壁，以单侧切除距引导侧缘 1.5cm 为宜，以保留进入输尿管内口、膀胱颈部的神经纤维。

通过以上操作，尽最大可能保留神经、减轻神经损害，以降低术后排便、排尿困难和性功能障碍的发生。

9. 为什么要做卵巢悬吊术

近年来，宫颈癌的发病有年轻化的趋势，数据显示约有 42% 的宫颈癌患者发病年龄小于 45 岁，对于这类年轻患者，保留卵巢的生理功能尤为重要。而数据显示，Ⅰ~ⅡA 期宫颈鳞癌卵巢转移率低于 1%，因此，对要求保留卵巢功能的未绝经患者，术中可以保留外观正常的卵巢。但目前认为宫颈腺癌发生隐匿性卵巢转移的概率较高，故保留卵巢应慎重。

既然决定保留卵巢，当然要考虑卵巢的生理功能不受影响。而宫颈癌手术患者，根据术后病理结果，可能存在某些高危因素，需要进行术后的辅助同步放化疗。卵巢的正常解剖位置处于宫颈癌放射治疗的放射野内，而且卵巢对于放射线的耐受性是比较差的，6Gy 的放射剂量就可能导致卵巢功能的永久丧失。即便是宫颈癌术后辅助同步放化疗的放射剂量，一般也要达到 40Gy 左右。所以，如果仅仅是保留卵巢而不做卵巢悬吊（移位）手术，对于术后需要进行辅助同步放化疗的患者来讲，相当于没有任何意义。

为了避免保留的卵巢因为术后需要进行的辅助同步放化疗而丧失功能，通常需要进行卵巢悬吊（移位）术。使其远离辅助同步放化疗的放射野区域，尽量减少射线的受量。通常来讲，需要把卵巢移位到如腹腔内或腹膜后结肠旁沟高位处的位置，而且建议做好卵巢位置标记。

10. 什么是宫颈锥切术

宫颈锥切术是一个古老的妇科手术，它是切除宫颈的一种方法，指外向内锥形切除部分宫颈组织，可以提供宫颈组织做进一步的相关检查，因此，宫颈锥切术可以说是一种诊断方法。

另外，宫颈锥切术的手术范围一般包括：阴道镜下缩减的异常病变、整个转化区、全部鳞柱交接部及颈管下段；切除宽度在病灶外 0.5cm，锥高延伸至颈管 2~2.5cm。这样，手术切除了宫颈癌好发部位，并且由于手术操作一般要在碘染宫颈或者阴道镜下操作，可以切除病变区域和宫颈癌的好发部位。所以，宫颈锥切术也是一种治疗手段。

11. 宫颈锥切术在宫颈癌诊断中有什么意义

宫颈锥切术是宫颈癌诊断三部曲（宫颈细胞学/HPV 检查，阴道镜宫颈活检病理检查，宫颈锥切术）中的重要一环。在早期的宫颈癌诊断中，宫颈锥切术具有重要意义。

目前的宫颈癌分期中，IA_1 期是指肿瘤累及深度 <3mm，IA_2 期是指累及深度 ≥3mm 并 <5mm。这种病变程度，是肉眼很难判断的。因此，早期的宫颈癌通常需要宫颈锥切术后病理才能确定。

宫颈锥切手术通常有以下几种适用情况：①宫颈高度上皮内瘤变（包括宫颈腺上皮瘤变）；②宫颈上皮内瘤变主要位于宫颈管内，超出阴道镜检查范围；③颈管诊刮的标本病理报告为异常或者不能确定者；④细胞学、阴道镜和宫颈活组织检查结果不同；⑤细胞学、阴道镜和活检可疑为浸润癌，或者可疑为宫颈腺癌。

12. 宫颈锥切术常见的术后并发症有什么

（1）阴道出血：阴道出血是宫颈锥切手术最为常见的术后并发症，根据出血时间不同，可以分为术后近期出血和术后继发出血。术后近期出血也就是术后即时出血，通常是术中止血不彻底导致的；术后继发出血通常发生于术后 1 周左右，多是由于术后脱痂期出血或术后感染导致的创面再次出血。

（2）感染：感染也是宫颈锥切手术的常见并发症。阴道本身就是一个微生物聚集的环境，术后的创面、出血都可能导致阴道局部的微生物生态紊乱，出现感染。

（3）宫颈功能不全：则是由于宫颈锥切手术切除了部分宫颈组织，直接导致了宫颈的物理缺失。假如术后妊娠，宫颈的支撑能力降低，发生流产、早产的可能性增大。

（4）颈管狭窄或堵塞：宫颈锥切术后，宫颈创面瘢痕形成，弹性降低，可以导致宫颈管狭窄；或者由于创面粘连，导致宫颈管堵塞。

（5）其他症状：对于尚处于生育年龄的女性来讲，可能出现月经期经血流出不畅或闭塞；而绝经期女性，则有可能发生宫腔积液。

13. 宫颈高度上皮内瘤变可以直接行单纯全子宫切除术吗

临床上，我们经常可以见到阴道镜宫颈活检病理结果为高度上皮内瘤变的患者要求直接切掉子宫，甚至有的大夫也会建议此类患者接受全子宫切除手术，认为这样可以更彻底地去除病灶，达到一劳永逸的目的。

但是，阴道镜宫颈活检为高度上皮内瘤变患者是不应该直接接受全子宫切除手术的。宫颈锥切术是此类患者必须接受的手术操作，这是因为宫颈锥切术不仅仅可以切除病变的宫颈组织，更是一种诊断手段，可以发现阴道镜检查+宫颈活检可能漏掉的更高级别的宫颈病变，甚至是宫颈癌。

众所周知，宫颈癌患者通常需要进行广泛全子宫切除+盆腔淋巴结清扫手术，或者是需要接受同步放化疗的治疗。而全子宫切除手术，对于宫颈癌患者来讲，范围通常是不够的；并且由于切掉了子宫，使得同步放化疗的重要组成部分——腔内同步放化疗也无法进行。至此，手术范围不够，同步放化疗也无法达到根治剂量，治疗将陷入一个两难的境地。我们自然要竭力避免这种尴尬情况的发生。

14. 单纯全子宫切除手术适用于什么情况

在宫颈癌前病变和宫颈癌的治疗中，单纯全子宫切除也有一定临床应用意义，适用于以下几种情况：①经过锥切手术，证明不存在浸润癌的宫颈高度上皮内病变，患者要求，可以行全子宫切除；②宫颈原位腺癌；③肿瘤分期为 IA_1 期，并且病理证实无脉管癌栓的早期宫颈癌。

.... （三）手术都是有风险的 ....

1. 术前谈话都谈些什么

术前谈话是手术治疗之前必须履行的医疗程序，一般要求患者本人及患者委托人参加。术前谈话一般会涉及以下内容：①为什么要进行手术治疗，除了手术，是否还有其他治疗方法可以选择；②手术是开腹、腹腔镜，还是经阴道进行；③手术都要切除哪些组织器官；④手术本身，也就是切除了这些组织器官之后，会对人体造成什么影响；⑤手术可能造成的损伤；⑥术后可能会出现的并发症有什么，围手术期需要注意的事项；⑦术后的进一步处理。

医生的工作相对比较繁忙，术前谈话是一个很好的医患交流沟通机会。因此，在术前谈话前，患者需要尽量理清自己想要了解的信息，可以列个问题清单，通过谈话尽量充分了解治疗的整体情况，做到心中有数，以免谈话后依然是一头雾水。

2. 术前准备都包括什么

手术，对于患者和患者家属而言，除了神秘，还会带来一丝丝的恐惧。

毕竟，在一般人眼里，这是"开膛破肚"、会"大伤元气"的事情。很多患者和患者家属在手术前基本都会问的问题是"大夫，我这马上就要手术了，需要准备些什么？""大夫，你看我老婆马上就手术了，我得给她吃点什么？"，或者是"我妈身体不好，高血压、糖尿病啥的都有，平常她也不太注意服药，手术能行吗？"

的确，手术是一个专业性非常强的事情。想要完成好手术，不仅仅需要医生精湛的操作，还要做精细的术前准备。那么，术前准备都包括些什么呢？

（1）术前：患者及家属需要保持心态平和，尽管这做起来有些困难，但平和的心态对于患者顺利度过围手术期是至关重要的。保证平和心态的基础，其实是相信医生，愿意与医生共同面对疾病这个敌人，相信医生比任何人都更希望手术能够顺利完成。

（2）合并症的调整和治疗：如果患者有高血压、糖尿病之类的内科疾病，应该在术前就诊相应的专科医生，把病情调整到可以耐受手术的状态。

（3）对于饮食：并没有太多的要求，术前可以多吃一些好消化的、高蛋白的食物。术前一段时间是需要禁止进食进水的，如果条件允许，可以求助快速康复外科，按照特定的手术要求医院营养科给患者搭配适当的少渣半流饮食。

3. 宫颈癌根治术的主要并发症有哪些

并发症通常有 2 个层面的意思：一种是指一种疾病在发展过程中引起另一种疾病或症状的发生，后者即为前者的并发症；另外一种意思是指在某一种疾病的治疗过程中，发生的与这种疾病治疗行为有关的另外的一种或几种疾病。并发症的基本特征是：后一种疾病的发生是由前一种疾病所引起；后一种疾病的出现并不是由医务人员的过失导致。

宫颈癌根治术的并发症主要有：

（1）泌尿系统并发症：排尿困难、尿潴留、泌尿系继发感染等；输尿管梗阻、膀胱阴道瘘或输尿管阴道瘘等。

（2）淋巴系统并发症：如淋巴囊肿、淋巴瘘以及淋巴水肿等。

（3）出血：术中血管出血或创面渗血，术后出血。

（4）静脉栓塞：手术时间长、术中静脉管壁损伤、术后长时间卧床活动减少以及肿瘤患者术后的高凝状态都容易导致静脉栓塞形成，尤其是以下肢静脉常见，甚至会导致肺栓塞等严重并发症。

4. 手术为什么会发生损伤

手术损伤，用比较通俗的话来讲，就是伤到了不该伤害的东西，比如子宫切除，不应该伤害到肠道，也不应该伤害到膀胱，但是由于种种原因，确实导致了肠道、泌尿系统的管壁的破损或损伤，出现这种状况就是手术损伤。

那么，为什么会发生这些损伤呢？

一般来说，损伤多是由于腹盆腔存在粘连。正常情况下的腹盆腔不同器官组织之间的关系，就像是信封和邮票，信封是信封，邮票是邮票，完全是分离的两样东西，拿走其中任何一样，都不会对另外一样造成任何影响。要进行全子宫切除，理论上是不应该对肠管造成什么影响的。但是，如果存在粘连，就像是在邮票上涂上胶水，然后再贴到信封上。轻度的粘连，就好比胶水未干时的邮票和信封，想把两者分开，还是比较容易的，一般也不会导致损伤；但是重度的粘连，尤其是肿瘤性的粘连，就好比是胶水已经干燥了的邮票和信封，这时想把两者完整分开，可就不是一件简单的事情了，不是撕破邮票，就是毁坏信封。这就是我们所说的损伤。另外一种容易发生损伤的原因在于，疾病的存在改变了腹盆腔组织器官的解剖位置，导致了手术误伤。

以上这两种情况的损伤基本在手术过程中就能发现，还有一种情况，术中无法发现，术后才会出现。这种术后才会出现的损伤多是由于手术分离粘连或切除组织器官过程中影响到相应器官组织的血液供应。我们知道，人体的任何组织器官，都需要依靠血液的供应带来营养物质，维持自身的新陈代谢。而血液供应的减少，会造成组织器官慢慢缺血，进而坏死，导致损伤。这种损伤，很难在术中发现，基本都是术后出现了相应的症状或表现，医生需要依据这些症状或者表现，来判断肚子里大致是什么状况。

5. 宫颈癌手术容易损伤的组织器官有哪些

既然手术都会有损伤，对于妇科手术来讲，哪些地方容易损伤呢？

首先要说的是肠管，我们都知道，肚子里面最多的就是肠子，相比其他组织器官来讲，自然肠管的损伤的概率也就大了。

其次，膀胱也是比较容易损伤的器官。正常情况下，膀胱后壁是和子宫前壁粘连在一起的；在切除子宫时，需要充分下推膀胱至宫颈外口水平以下，下推膀胱的操作就容易造成膀胱的损伤。当然，这种生理性的粘连，通常是比较疏松的膜样轻度的粘连，可以比较容易地分开，而不至于导致膀胱损伤。但是在宫颈癌根治性的广泛子宫切除手术中，不仅仅是要切除子宫，而且要切除一部分阴道上段组织，这就要求下推膀胱的程度比较大，一般要达到宫颈外口水平以下大约4cm的地方。相比单纯的子宫切除，这就大大增加了膀胱损伤的机会。

再次，输尿管可以说是宫颈癌根治手术最容易损伤到的地方。可以这么说，没有输尿管，宫颈癌的手术难度将会下降不止一个数量级。

另外常见的就是神经损伤，主要包括盆腔自主神经纤维的损伤，可以导致术后排尿排便困难，还有清扫闭孔淋巴结时容易造成闭孔神经的损伤，可导致术后下肢活动和感觉异常。

6. 为什么宫颈癌手术容易发生输尿管损伤

前面我们提到，输尿管损伤可以说是宫颈癌根治术最常见的损伤，可以说如果没有输尿管，妇科手术的难度和损伤风险都将大大降低。那么，为什么输尿管容易发生损伤呢？

我们先来看一下输尿管的解剖和走行。输尿管是一对细长的肌性器官，起自肾盂末端，终于膀胱，长约20~30cm，全长可分为输尿管腹部、输尿管盆部和输尿管壁内部。输尿管腹部起自肾盂下端，经过腰大肌向前向下行至腰大肌中点附近，与卵巢血管交叉，通常位于血管的后方走行，达到骨盆入口。在此处，左侧输尿管越过左髂总动脉末端前方；右侧输尿管则越过右髂外动脉起始的前方，进入盆腔；然后经过盆腔侧壁、髂内血管、腰骶干、骶髂关节前方下行，跨过闭孔神经血管束，达坐骨棘水平。输尿管经过宫颈外侧从子宫动脉后下方绕过，然后向下向内至膀胱底穿入膀胱壁内。膀胱壁内的输尿管长度大约有 1.5cm。

输尿管的走行解剖位置决定了手术容易导致输尿管的损伤，常见的损伤部位有：①如手术需同时切除双附件，骨盆漏斗韧带的背侧靠近骨盆边缘，输尿管与韧带、髂血管均呈条索状，易产生视觉错误，高位切断骨盆漏斗韧带时容易造成输尿管的损伤。②解剖学上常说"水在桥下流"，水就是指输尿管，桥则是指子宫动脉。在宫颈外侧，输尿管从子宫动脉下方穿过。当手术处理子宫动脉的时候，容易造成输尿管损伤。③宫颈癌根治性手术的子宫切除术式为广泛全子宫切除，不仅要切除子宫，还要切除子宫旁的组织，这就要求把输尿管从宫旁游离开，以便进行广泛切除；而打开输尿管隧道就是其中的重点和难点。输尿管隧道是指输尿管穿过宫旁组织、膀胱宫颈韧带而进入膀胱之前的大约长 2~3cm 的一段输尿管。此处不仅小血管多，而且组织间关系致密，非常容易导致输尿管的损伤。④当下推膀胱不够时，容易损伤膀胱内的输尿管壁内部。

输尿管的损伤既有术中直接切割到输尿管本身导致的机械性损伤，也可见于手术中电器械的使用导致的热损伤，以及手术分离导致输尿管血供减少而出现缺血性损伤。

7. 淋巴结清扫的并发症有什么

盆腔淋巴结清扫是宫颈癌根治术的重要组成部分。就像血管有血液循环一样，淋巴也有淋巴循环，是循环系统的重要组成部分。淋巴循环由淋巴管网和淋巴器官（淋巴结和脾等）组成，进行盆腔淋巴结清扫，其实就相当于人为阻断、损害了淋巴循环系统。因此，可导致术后的淋巴囊肿、淋巴瘘和淋巴水肿。

淋巴囊肿多是由术后淋巴回流受阻，盆腔引流不畅所致，大多形成于术后5~8 天，发生于一侧或双侧，大小不等，边界清，大多无自觉症状，部分伴有局部压痛。

淋巴瘘则是由于手术所致的淋巴液自淋巴管破口流至盆腔，通常又经引流管引流至体外，甚至有时淋巴的引流量可以达到上千毫升。

淋巴水肿是由于淋巴回流障碍导致淋巴液在皮下组织积聚，继而引起纤维增生，脂肪硬化，后期出现肢体肿胀，皮肤增厚、粗糙。

8. 为何宫颈癌术后存在排尿排便困难

由于要切掉病变组织以及肿瘤容易累及的部位，所以，宫颈癌手术不仅仅是单纯的子宫切除，而是要包含子宫周围组织的广泛全子宫切除。而支配直肠、膀胱功能的自主神经盆腔段（即腹下神经、内脏神经、盆腔神经丛）则走行于子宫这些宫旁组织中。

正常情况下，当膀胱内尿量达到一定程度，膀胱内压升高，膀胱被动扩张，使膀胱壁内牵张感受器受到刺激而兴奋，冲动沿盆神经传入纤维传到骶髓的排尿反射初级中枢，同时由脊髓再把膀胱充胀的信息上传至大脑皮层的排尿反射高级中枢，并产生尿意。随后，大脑皮层向下发放冲动，传至骶髓初级排尿中枢，引起盆神经传出纤维兴奋，同时抑制腹下神经和阴部神经，从而引起膀胱壁逼尿肌收缩，内、外括约肌舒张，将贮存在膀胱内的尿液排出。当逼尿肌开始收缩时，又刺激了膀胱壁内牵张感受器，由此导致膀胱逼尿肌反射性地进一步收缩，并使收缩持续到膀胱内尿液被排空为止。

但是，宫颈癌的手术可以导致盆神经损伤，不仅神经上传受阻，无法产生尿意，而且排尿中枢向下的发放冲动也传导受阻，无法支配膀胱逼尿肌和内外括约肌的协调运动来完成排尿过程。

由于同样的原因，排便的神经传导也受阻。因此广泛全子宫切除，容易导致自主神经盆腔段的损伤，损害了直肠、膀胱的神经传导，导致术后排尿、排便困难，并且还可能导致性功能障碍以致生活质量降低。

（四）术后康复需要注意的事项

1. 为什么术后要放引流管

手术以后，我们常会看到患者身上带着一根或者几根管子，有的粗一些，有的细一些。这些管子叫作引流管，通常是放在腹盆腔手术创伤较大的部位；也有的是放在皮下脂肪和腹直肌前鞘之间，叫作皮下引流。

术后，手术的创面多多少少会有些渗血，还会有炎性渗出液等，引流管的作用就是将这些引流到体外，以防止术后出现渗血渗液的积聚导致感染。另外，引流管也是判断术后出血、淋巴瘘，以及肠瘘、尿瘘等并发症的重要手段。

如果引流管引出的引流液量多、呈鲜血性状，要考虑术后出血的可能；如果引流液量多，呈乳糜状，则估计是出现了淋巴瘘的情况；当有肠瘘或者尿瘘发生时，引流液则相应表现为肠内容物或者尿液的性状；如果引流液表现为脓性，当然要想到术后感染的情况。

由上可见，引流管不仅仅可以避免渗血渗液在体内的积聚导致感染，而且是术后评估患者体内状况的重要手段。因此，一定要注意保护引流管，避免不恰当的操作或者疏忽导致引流管的脱出。

2. 术后多久能恢复好

在临床上，患者或者家属经常会问的问题是："大夫，做这个手术多久能恢复好啊？"其实，术后恢复时间是一个比较宽泛的话题，涉及很多方面。原则上来说，患者身体素质越好，恢复得越快，一位三四十岁的育龄女性，通常要比七八十岁的老年女性恢复快；手术做得越小恢复得越快，行一侧附件切除手术的患者，肯定要比行宫颈癌根治手术的患者恢复得快；另外，通常来讲，相同的手术，行腹腔镜微创手术的患者要比进行开腹手术的患者恢复得快。

宫颈癌根治术的术后恢复，通常来说，涉及以下几方面：①胃肠道一般在术后 3~4 天就能通气了，也就是有了排气，排便则要晚一些；②排尿功能恢复得会慢一些，临床上通常会在术后持续导尿两周的时间，拔出尿管后，一般还要看患者是不是能够自主排尿，要看残余尿的尿量，如残余尿量大，通常需要再次放置导尿管保持持续导尿，以避免尿潴留；③如果是腹腔镜手术，腹部伤口一般 5 天左右就可以拆线了，开腹手术的伤口一般在 7~9 天拆线；拆线后，尤其是开腹手术拆线后，一般还是建议要腹带加压包扎，以避免腹压增大时伤口的裂开；④除了肚皮上的伤口，阴道里还有一个阴道残端的伤口，有时术后阴道会有少许渗液渗血，估计就是阴道残端伤口的渗出导致的，一般来讲，术后两个月，医生会对手术患者做一个妇科检查，随访观察阴道残端的愈合情况。

3. 术后为什么要尽早活动

在病房里，经常可以看到护士对着术后的患者一遍一遍地叮嘱或者催促："早下地活动""来，我扶您，咱们活动一会儿""您不能老躺着不动，快点下来走走"……为什么呢？本来做了手术，已经够痛苦了，疼、晕……各种不舒服都来了，这种情况下，怎么下地活动啊！

但是，术后尽早活动，的确是有利于患者术后恢复的。

　　首先，术后尽早活动可以避免静脉血栓的形成。我们都知道，肿瘤患者通常处在一个比较高凝的状态，而且由于手术会有比较大的创面渗血、血管出血等，机体则会激发相应的凝血系统，也使得术后患者保持高凝状态。另外人体大的静脉，比如下肢静脉，血流相对缓慢，术后即便是尽早活动，活动量和术前相比也要少很多，如果卧床下肢活动则会更少，静脉血流更慢。由此可见，高凝状态叠加上血流缓慢，形成血栓就是很自然的事情了，下肢静脉血栓形成，会表现为下肢的肌肉疼痛和肿胀感。假如不幸血栓脱落，顺着血流流动，就有可能发生严重的术后并发症——肺栓塞。

　　其次，术后尽早活动可以避免或者减少术后腹盆腔粘连的发生。手术留下的并不仅仅是肚皮上可以看到的那一个伤口，肚子里还有很多的创面，肠管或者其他紧邻创面的组织就比较容易和这些创面形成粘连，或者说在创面恢复的过程中和创面长在一起。术后尽早活动，随着活动，腹盆腔的组织器官也会有相应的活动，则可以减少肠管和其他组织与创面接触的时间和机会，减少粘连的发生。

　　另外，术后尽早活动也可以促进术后肺功能的恢复，避免肺炎的发生。

4. 术后出现排尿排便困难怎么办

　　由于宫颈癌根治手术可能会导致支配直肠、膀胱功能的自主神经盆腔段（即腹下神经、内脏神经、盆腔神经丛）损伤，破坏排尿、排便反射的传导，从而导致术后排尿排便困难。

　　那么，术后应该怎么应对这种排尿排便困难呢？

　　（1）排便困难：首先，要养成定时大便的习惯，尽管神经的损伤可能破坏了排便神经反射，但是定时的习惯养成还是有助于排便功能的恢复；其次，要注意饮食搭配，在保证营养的基础上尽量多食用可以促进肠蠕动的含有膳食纤维较多的食物；再次，可以借助药物保证规律的排便，可以应用外用的开塞露，或者内服的乳果糖等药物。

　　（2）排尿困难：宫颈癌术后的排尿困难比排便困难更为常见。简单的全子宫切除手术一般术后尿管保留2天，而宫颈癌根治手术后尿管通常要保留两周，且拔除尿管后，还要进行残余尿的监测。所谓的残余尿，是指患者自行排尿后，膀胱里剩余的未能排出的尿液。通常情况下，残余尿量大于100ml，就说明患者的排尿功能恢复不良，应该再次留置尿管持续导尿。加强盆底功能锻炼，或者进行膀胱电刺激实验可能有助于患者术后膀胱功能的恢复。拔除尿管后，还要注意定时去自主排尿，千万不要长时间憋尿；而有少部分患者的确需要长期自行导尿以避免尿潴留的发生。

5. 手术做完了，还需要继续治疗吗

经过了艰难的手术，挨过了术后的逐步恢复，治疗是不是就可以到此为止了，还是需要再进行补充的放疗或者化疗？这些都需要依靠术后的病理情况来决定。

从患者身上切下的所有组织，都会被送到病理科，经过诸如福尔马林的浸泡固定、石蜡包埋切片、HE 染色以及相应的免疫组化检查等程序。病理科医生在显微镜下仔细观察这些组织切片来判断肿瘤的生长情况、肿瘤的分化状况、是不是有深肌层受侵、是不是有脉管癌栓、淋巴结有没有肿瘤转移等等，最后，形成正式的病理报告反馈给临床医生，临床医生根据最终的病理结果来决定进一步的处理措施。

根据宫颈癌术后的组织病理结果，目前可以将术后不良因素分为高危因素、中危因素和低危因素。高危因素包括手术切缘阳性、淋巴结转移和宫旁受侵，具有高危因素的患者，应该进行术后的辅助放疗。中危因素包括肿瘤直径大于 4cm、脉管癌栓、宫颈深间质受侵，目前常根据 Sedlis 标准来判断具有中危因素患者的术后治疗（如表 3）；但是中危因素并不仅仅限于 Sedlis 标准中提到的各个因素，另外还有腺癌、手术切缘邻近肿瘤等因素目前也认为应该归于中危因素。除此之外，没有高危因素，也没有中危因素的患者为低危患者，则不需要进行术后辅助治疗。

表 3　Sedlis 标准因素

脉管癌栓	间质浸润	肿瘤大小
阳性	深 1/3	任何大小
阳性	中 1/3	≥2cm
阳性	浅 1/3	≥5cm
阴性	中或深 1/3	≥4cm

（高维娇）

八、放疗和化疗可以治疗宫颈癌吗

···（一）宫颈癌的放化疗···

1. 什么是放疗

放射治疗简称"放疗"，是利用放射线治疗肿瘤的一种方法。放疗和手术都是局部治疗肿瘤的手段，放射线可以理解为一把"隐形的手术刀"，只不过手术刀是由人操控，直接切除肿瘤的，而放疗是通过一种特殊的设备释放出射线，将射线集中到肿瘤病灶，从而达到杀死肿瘤的目的。

那么，放疗是如何发挥作用的呢？放射线进入人体可以对细胞产生直接和间接杀伤作用。一方面，放射线可以在分子水平上，直接作用于肿瘤细胞的 DNA 双链，导致 DNA 双链断裂，发挥杀死肿瘤的作用；另一方面，放射线可以产生对细胞有害的氧自由基，间接导致细胞死亡。放疗就是根据这个原理来达到治疗肿瘤的目的。用通俗一点的话解释，就是集中优势"兵力"，将射线聚集到肿瘤上，通过射线的局部破坏作用，杀伤肿瘤细胞。由于肿瘤细胞和正常细胞对放射线的敏感性不同，所以可以对肿瘤细胞给予大量的杀伤，而又不那么损伤周围正常组织。

2. 什么是外照射，什么是内照射

宫颈癌的根治性放疗包括外照射和内照射两部分。外照射也称为远距离放疗，是采用一种大型的特殊仪器，也就是直线加速器，其机头可以旋转和来回移动，发出射线，其发出的放射线距离人体有一定距离，能量较高，穿透力强，可以穿过身体到达肿瘤组织，针对肿瘤病灶进行治疗。

内照射也称为近距离放疗，是将放射源引入人体，使放射源进入肿瘤内或贴近肿瘤表面进行的照射，基本特征是放射源可以最大限度地贴近肿瘤组织持续照射，使肿瘤组织得到有效的杀伤剂量，而周围的正常组织受量较低。宫颈癌内照射一般叫作腔内后装放疗，先由医生在患者体腔（如阴道、宫腔）内放置可以装载放射性物质的中空容器（宫腔管和穹隆管都是中空的管道，里面可以放置放射源），之后进入治疗室，将多功能治疗仪（后装机）和中空容器的管道连接好，再用电脑遥控多功能治疗仪（后装机），用于内照射的放射性物质会通过连接好的管道进入放在肿瘤附近的中空容器内，这些放射性物质会释放高剂量的射线来杀灭肿瘤。由于放射性物质是后来装上去的，所以叫作"后装"。内照射所用放射线射程短、穿透能力低、剂量低落快，周围远处正常组织受量小，损伤小。

一般情况下，外照射和内照射这两部分缺一不可，无法互相替代。外照射除了可以针对宫颈局部的肿瘤外，还可以给予宫旁和淋巴引流区较高的剂量，起到预防和治疗的作用；而内照射可以在周围正常组织安全的前提下明显提高肿瘤局部的剂量，从而达到根治目的。通常会先做一定剂量的外照射，这样可以使宫颈肿瘤缩小，减少出血等症状，使内照射更容易进行，而且可以使内照射的高剂量区能包括全部残留的肿瘤，不至于漏掉一部分肿瘤，导致总的剂量低下引起复发。此外，外照射和内照射可以互相补充，对于偏心肿瘤或局部肿瘤退缩差的患者，常规内照射可能效果不理想，外照射可以对欠量的区域作出补偿。

3. 刚诊断为宫颈癌，需要放疗吗

放疗对宫颈癌来说，是一种非常重要的治疗手段，基本上从早期到晚期都可以选择做放疗，只不过需要根据宫颈癌的分期和患者的具体情况选择做根治性放疗还是姑息性放疗。

宫颈癌根据病情的严重程度分为早期、局部晚期和晚期。

（1）早期宫颈癌一般指的是 I A、I B$_1$、I B$_2$ 和 II A$_1$ 期，除了 I A 期以手术为主之外，其他的可以选择手术治疗，也可以选择放疗。放疗可以达到和手术一样的效果。一般认为，对于较年轻、未绝经的早期宫颈癌患者建议手术，这样可以最大程度地保留卵巢功能，使患者不至于很快进入更年期。而已经绝经的中老年患者可以直接选择做根治性放疗，放疗可以达到和手术一样的治疗效果，总体的创伤和风险相对手术要更小，而且可以避免进行术后放疗，减少不必要的身体和心理创伤以及经济损失。

（2）局部晚期宫颈癌的范围比较广泛，大概分两种情况，一种是可以手术切除的（I B$_3$ 和 II A$_2$ 期），一种是完全没有手术切除机会的（II B，III 和 IV A 期）。这两种情况目前都首选同步放化疗（放疗期间进行化疗，两者同步进行）。因为可以手术切除的即使能够通过手术达到完全切除的目的，但手术后往往也需要进行放化疗，整体的疗效并不优于直接进行根治性的同步放化疗，而且不仅身体和心理损伤大，经济损失也大。

（3）晚期宫颈癌（ⅣB 期）指的是出现远处转移的宫颈癌，也大概分两种情况（后面有具体介绍），一种是远处转移发生在锁骨上或者纵隔的淋巴结区域，相对范围比较局限，另外一种是远处出现了多发的淋巴结转移或者脏器的转移（如肺转移、肝转移等）。第一种情况可以通过合适顺序的放疗、化疗达到根治的目的，所以一定要积极治疗，在适当的时机进行放疗。第二种情况在全身治疗控制较好的情况下，也建议加入局部放疗来控制局部症状，这样局部控制的时间会比较长，即使全身治疗效果不佳，如果局部有明显症状，也是可以进行姑息性放疗减轻症状、改善晚期患者的生活质量。

总体来说，宫颈癌的初始治疗（第一次治疗）是非常重要的，直接影响预后，需要医生根据患者情况选择合适的治疗方式。

4. 医生说无法手术了，建议放疗，能根治宫颈癌吗

中国的老百姓普遍认为，手术才能治愈肿瘤，放疗只是一种辅助或者姑息的治疗手段，是做不了手术的患者的无奈之选。但其实，放疗在某些肿瘤的治疗上发挥着重要作用，是完全可以根治肿瘤的，很多肿瘤治疗原则就是首选放疗，例如，鼻咽癌，宫颈癌。

由于宫颈的位置本身适合做腔内的放疗，宫颈癌放疗可以采用外照射和内照射联合治疗的方案，放疗剂量可以达到足够高，而且近年来，放疗技术的进步在减少周围正常组织损伤的情况下尽可能提高肿瘤的剂量，进一步提高宫颈癌放疗的治愈率。所以说，放疗是根治宫颈癌的重要手段之一，早期宫颈癌采用根治性放疗可以达到与手术相当的效果，局部晚期宫颈癌进行根治性同步放化疗也有较大的根治机会。

5. 已经是宫颈癌晚期（ⅣB 期）了，还能做放疗吗

宫颈癌晚期分以下几种情况。

（1）仅仅存在腹股沟或者锁骨上或者纵隔淋巴结转移的晚期宫颈癌：这种情况是有根治机会的。在全身化疗的前提下，在合适的时机进行盆腔/腹盆腔的放疗以及转移淋巴结区域的放疗。这些部位的放疗是同时进行还是分开进行，需要根据放疗靶区的大小和患者的一般情况来确定。一般来说，出现腹股沟淋巴结转移的患者，可以将腹股沟区和盆腔靶区一起进行放疗，而出现锁骨上或者纵隔淋巴结转移的患者大多数存在腹盆腔的淋巴结转移，通常需要进行腹盆联合野

（腹主动脉旁淋巴引流区域+盆腔）的放疗，范围比较大，常在完成此区域放疗后，再择期进行其他远处转移淋巴结区域的放疗。

（2）远处转移为寡转移病灶（病灶较少，例如肺转移的结节较少）：由于寡转移病灶可以通过局部治疗取得较好的效果，除了全身治疗之外，可以根据患者情况，在进行宫颈癌局部放疗的同时或之后，针对寡转移病灶进行局部治疗（如立体定向放疗、射频消融、手术切除等）。一般建议多学科会诊后，选择合适的治疗方法。

（3）存在多处淋巴系统的转移或者多发的脏器转移（如肝肺转移等）：这种晚期的宫颈癌以全身治疗为主，但在全身治疗控制较好的前提下，也建议加入局部放疗，不仅对患者局部症状的改善十分显著，而且对局部病灶可以达到较好的控制效果，如果单靠化疗是难以达到长期控制的。

（4）存在转移病灶（如骨转移或脑转移）引起的症状：这些转移灶的症状很难通过全身治疗进行控制，但采用放疗进行姑息止痛对症的疗效十分显著。

6. 已经做了宫颈癌根治手术，术后还需要放疗吗

术后是否需要放疗，需要结合术后病理的情况，如果存在切缘阳性、宫旁受侵或者存在淋巴结转移这些高危因素，术后复发的风险很高，术后需要及时进行放疗，同时结合全身化疗。如果术后病理没有高危因素，但是存在某些中危因素，例如肿瘤较大、侵犯肌层深度较深、存在脉管癌栓和神经侵犯以及分化程度比较差等等，医生会结合这些中危因素以及患者年龄、病理类型等其他因素决定是否需要行术后放疗或者放化疗。

7. 已经做了宫颈癌根治手术，为什么还需要做术后的放疗

恶性肿瘤的治疗不同于良性肿瘤的治疗，单一的手术切除就可以完全根治。很多恶性肿瘤单纯靠一种治疗手段单打独斗很难被治愈，需要多个学科参与的综合治疗。宫颈癌也是这样，虽然完成了宫颈癌根治手术，但在手术后仍然会出现一定的复发转移风险，而其中一部分患者（见问题6）复发转移的风险较高，这部分患者可以通过术后放疗来降低复发的风险。因而，医生会根据指南、临床经验对其中复发风险较高的患者进行术后放疗。当然，对于术后没有那些危险因素的早期宫颈癌患者，术后出现复发转移的风险很低，手术就够了，没有必要进行术后放疗，进行术后的随访即可。

8. 放疗的流程是什么

目前宫颈癌的放疗大部分都是精确放疗，采用调强放疗技术（普通的调强放疗或者弧形调强放疗），整个放疗流程包括多个环节，会涉及医生、护士、物理师和技师等多位专业人员的参与。

大致流程如下：放疗前谈话（告知放疗相关不良反应及注意事项）→放疗前准备（如练习喝水憋尿及排空大便等）→制作固定模具→进行定位CT± 定位MRI/PET-CT →勾画放疗靶区和危及器官→制订放疗计划→验证后开始放疗。

具体流程如下：

（1）放疗医生制订放疗方案，交代放疗前准备工作、放疗期间注意事项、不良反应，以及放疗期间是否需要同时进行其他的抗肿瘤治疗等等，患者在等待期间按照医生的要求练习喝水憋尿及排空大便等。

（2）到模具制作室做模具：在整个治疗期间会用到模具，主要目的是固定身体并且每次放疗都可以很好地重复同一个位置，让放疗更加精准。目前常用的模具为热塑膜，需要患者平躺在定位床上，由放疗技师将加热好的模具扣在患者身体上待冷却后形成固定的形状。当然还有一些患者需要采用其他固定设备如真空垫等。

（3）带着固定模具在CT定位室做定位CT扫描：很多患者会奇怪在开始治疗前已经做过很多次CT检查了，怎么又要做CT检查？定位CT不同于以往的普通CT，是带着固定模具和标记的CT，是以后整个放疗过程能够顺利进行的基础，医生、物理师需要根据定位CT来制作整套放疗方案，定位CT扫描是必不可少而又十分重要的步骤。除了定位CT，还有一些患者需要进行定位的MRI或者PET-CT。放疗技师会根据医生的医嘱来指导患者提前做好憋尿、排便等相关准备，平躺在定位床上，扣上之前做好的模具，摆好体位后完成定位CT。

（4）图像上传到专用的计算机系统之后，医生根据患者具体情况勾画需要放疗的靶区和要保护的正常组织，并给出需要放疗的剂量。这个环节比较复杂，需要医生根据患者的影像学检查、一般情况、肿瘤分期、年龄等多种因素来综合考虑，勾画靶区。

（5）物理师会根据医生的要求来制订放疗计划，主要为了更好地让射线照射肿瘤病灶，而又能最大限度地保护正常器官。计划完成后由医生、物理师共同核实治疗方案是否最佳。

（6）放疗计划验证无误后开始放疗，一般会由医生、物理师、技师共同在放疗机器上再次核实整体治疗方案是否可行，核实无误后开始放疗。每次放疗都需要患者按照定位时的要求做好憋尿、排便的准备，尽量和之前保持一致，由技师根据模具和皮肤表面标记线进行摆位。而在放疗期间也会定期进行位置验证，实时质量控制，保证放疗的精确性。

9. 放疗前需要做哪些准备工作

（1）要有信心战胜疾病：宫颈癌一般来说根治性放疗的疗效比较好，很多患者放疗后是可以治愈的。所以患者和家属在放疗前首先要树立好战胜疾病的信心，以积极乐观的心态迎接放疗。

（2）要有耐心和信心完成整个放疗计划：放疗不像手术，做完手术病灶就去除了，放疗一般需要较长的疗程，这个过程需要患者有耐心去坚持，要相信即使出现一些放疗相关的不良反应，大部分通过医生的处理也可以耐受并且恢复，不用恐惧放疗的过程，尽量坚持完成整个放疗疗程。

（3）要把医生交代的放疗前准备事项落实到每一次的放疗上：放疗前一般要求不能空腹，尽量吃饭，最好提前2个小时吃饭。否则2个小时内进食尤其是进食流食会对后面要求的憋尿产生一定的影响。放疗前按要求排空大小便，根据要求饮定量的水，水的种类也很重要，例如不喝咖啡、可乐等利尿的饮料，一般的饮用水即可，按喝水开始的时间计时憋尿，一般要求每次放疗憋尿量一致。由于憋尿程度本身受很多因素影响，因而要求患者每次饮食习惯尽量保持一致，憋尿方法一致。而对排空大便没有过多要求，做到放疗前能排空大便即可。

10. 为什么放疗前会要求憋尿和排空大便

精确放疗对人体位置的要求很高，只有做到每次放疗的位置和定位时候保持一致，才能做到精确放疗，因为放疗的区域是在定位CT上勾画的，如果放疗的位置和CT定位相比变得比较多，放疗的靶区也就发生了变化，可能实际放疗的区域就不完全是需要放疗的区域。宫颈癌放疗对位置的要求更高。因为子宫和宫颈不像骨头质硬容易固定，在体内的活动度比较大，前方是膀胱，后方是直肠，经常随着膀胱憋尿的多少、大便充盈的多少而摆动。摆动过多有可能会导致一部分子宫和宫颈的病灶移出放疗靶区，所以必须要求憋尿和排空大便，膀胱和直肠的位置尽可能保持一致，这样重复性比较好。另外，膀胱适量憋尿可以将一部分肠道顶出盆腔，减少对小肠的照射，也就减少了肠道的不良反应，特别是手术之后，小肠大多会掉入盆腔进入盆腔照射区域，因而适量憋尿可以将对放疗比较敏感的小肠顶出盆腔，保护小肠少受照射。排空大便一方面可以减少直肠充盈对宫颈位置的影响，另一方面可以让直肠远离照射区域，减轻放疗带来的损伤。

11. 画在身上的线是什么，可以洗掉吗

从定位开始，患者的皮肤上就会被画上各种体表标记线，主要为了从多方面来保证放疗的准确性。技师会通过皮肤上的标记线按照之前固定身体的位置进行摆位，这样才能精确放疗。整个放疗过程中都需要参照这些标记线，注意千万不要将它们擦掉，如果标记线颜色变浅，可找技师或医生进行补画，不要自行描画。如果标记线完全看不清楚，需要进行拍片验证位置后重新勾画这些标记线。

12. 放疗要做多久，每次放疗时间长吗

（1）宫颈癌根治性放疗的整个疗程大概 6~8 周的时间，包括外照射和内照射。外照射需要每周 5 次，周一到周五，每天 1 次，一共5~6 周（医生根据是否需要补量来确定放疗次数）。每次放疗时间根据摆位、是否进行位置的验证等决定，一般数分钟到半个小时不等。

医生会根据病灶治疗前大小和缩退的情况确定在什么时间加入内照射，一般在外照射完成 3~5 周时加入，多为每周进行 1 次，也可能根据需要每周进行 2 次。内照射的时间受放射源活度影响较大，一般十分钟到数十分钟不等。

（2）宫颈癌术后放疗由于内照射需要的次数较少，整个疗程较根治性放疗会适当缩短。

13. 宫颈癌外照射有哪些技术

宫颈癌外照射技术逐渐发展到现在，一开始传统的二维普通放疗技术基本已经被淘汰，目前主要技术包括三维适形放疗技术、调强放疗技术、螺旋断层调强放疗技术及容积调强技术等。

三维适形放疗是利用多叶光栅，将照射野的形状由普通放疗的方形或矩形调整为肿瘤的形状。使照射的高剂量区在人体内的三维立体空间上与肿瘤的实际形状尽可能一致。但三维适形放疗还难以达到和肿瘤形状真正一致，而调强放疗技

术在三维适形放疗的基础上，将射线分解为无数的细小的子射线，分别调节每一束子射线的强度，使肿瘤区内任何一点都可以达到理想的剂量。螺旋断层调强放疗技术及容积调强技术则在上述基础上更进一步。

说得再通俗一点，三维适形放疗只能做到形状上尽量一致，但剂量难以调节到按需要分配。调强放疗技术基本上可以同时满足靶区形状和剂量按需要分配的要求。但需要明了的是，放疗技术即使再精准，也会随着人体和器官的活动而有一定的不确定因素，这是难以避免的，我们能做的就是需要严格的质量控制来尽量降低这些不确定因素的程度。

14. 宫颈癌内照射有哪些技术

宫颈癌内照射历史十分悠久，以前是由医务人员将放射源直接通过阴道放到宫颈宫腔，医务人员受到的辐射特别大，安全无法保障。现在是先放置好不带放射源的施源器，将患者推到治疗室连接好管道后，再遥控控制放射源通过管道进入施源器内，所以现在内照射也叫作"后装"。

宫颈癌内照射技术主要包括二维后装、三维后装和局部组织间插置三类。这些技术方法均是将施源器安置在患者肿瘤的位置，通过施源器放射出射线，近距离地杀灭肿瘤细胞。只不过二维后装、三维后装的放射源都是放置于靠近肿瘤的阴道宫颈和宫腔内，局部组织间插置的放射源是直接插入肿瘤病灶内。根据每个患者的具体病情的不同，放疗医生会采取不同的治疗模式，或者几种模式的结合。

传统的宫颈癌内照射放疗基于二维影像技术，无论是肿瘤，还是危及器官（周围正常组织），都是用点剂量进行评价，对肿瘤及危及器官的剂量评价不够准确。三维后装治疗相比于传统的二维后装治疗而言，能够利用图像引导技术来对腔内肿瘤进行精准照射，提高肿瘤区域局部剂量的同时又可以减少直肠以及膀胱等重要正常组织器官的受量，有效降低宫颈癌患者放疗后副作用的发生，提高患者的生活质量。目前，给予 CT、MRI 等三维影像技术图像引导的内照射越来越多地应用于宫颈癌的根治性放疗。局部组织间插置的优势主要对于肿瘤偏心或者肿瘤退缩很差的患者，肿瘤本身可以得到高剂量照射，对周围正常组织的影响比较小。二维后装用时较短，推广容易，而且现在可以在 CT 引导下进行，也就是说，采用三维图像+二维计划，在一定程度上也可以提高剂量评价的准确性，减少周围正常组织的剂量。而三维后装由于需要医生在 CT 定位 ±MRI 定位基础上进行靶区勾画，耗时较长。局部组织间插置需要麻醉科的配合，耗时更长，针对适合的患者效果很好，但推广起来会受一定限制。

15. 为什么放疗前需要进行妇科查体

首先，宫颈癌不同于其他恶性肿瘤，进行影像学检查的分期只是其中必不可少的一部分，宫颈癌的诊断分期有很大部分是依据妇科查体制订的，这两者都不可缺少。不同的分期选择的治疗方案大不相同，所以必须进行妇科查体。

其次，影像学检查对宫颈癌病灶局部侵犯范围，如阴道、盆壁等的判断可能反而不如妇科查体更准确，放疗靶区勾画也需要参考妇科查体的结果，所以放疗前必须进行妇科查体。

16. 为什么做完放疗定位还要等几天才能开始治疗

放疗定位到开始放疗之间还有至关重要的两个步骤：勾画需要照射的肿瘤靶区和需要保护的正常组织器官，在上述基础上设计放疗计划。没有这些工作是无法做到后面精确放疗的。这两个步骤不需要患者参与，但需要医生和物理师互相配合协作完成。

靶区勾画是医生在定位时扫描的 CT±MRI/PET-CT 图像上，结合患者既往的医学资料勾画靶区的过程。这是放疗医生最重要的工作，相当于外科医生的手术过程。这个步骤十分重要，需要医生对肿瘤治疗原则、影像解剖结构十分了解，充分清楚患者具体情况后，在每层图像上（几十层至上百层不等）逐层勾画靶区和正常器官，并根据患者情况给出放疗的具体治疗方案。而放疗计划设计是由医生的好搭档——物理师在幕后完成，有点类似于设计师设计建筑图纸，根据医生设定的靶区和处方剂量在计算机上模拟计算出放疗需要的照射角度，还需要不断优化、调整，找出最优方案，这期间需要医生和物理师互相沟通协调。由于这是一个非常繁杂的过程，需要一定的时间，因而，做完放疗定位还要等几天才能开始治疗。

17. 如果怕疼可不可以不做内照射

这是不可以的。内照射和外照射对宫颈癌根治性放疗来说都是不可或缺的一部分。内照射与外照射不同，它是将放射源放置在体内直接进行照射，剂量在较小距离内跌落明显，因而对肿瘤照射剂量特别高，而对周围的正常器官照射剂量较小，从而保护正常器官，减少不良反应。想要达到根治的目的，内照射必不可少，而且目前无法通过外照射来替代。

虽然内照射操作属于有创性操作，一部分人可能会出现疼痛、出血等不适感觉，但只要操作得当，大部分不适都可以耐受，不会出现过度不适的感觉，很多患者只是听说，实际做过了之后感觉并没有之前预想得可怕。在有条件的医疗机构可以采用局部麻醉或者全身麻醉的方法，但这些除了麻醉风险之外，同时也明显增加了操作时间和成本。有极个别客观条件受限实在无法进行内照射的，只能退而求其次选择外照射补量，但治愈的概率也会下降。

18. 什么时候开始内照射，为什么不能太早或者太晚

一般是外照射先开始，内照射通常在治疗后期阶段启动，此时的宫颈癌病灶已经充分消退，可以满足内照射的剂量分布需求。对于原本肿瘤就比较小或者肿瘤缩退较快的患者，也可以较早启动内照射，但通常都在外照射 3 周之后进行，由于宫颈癌放疗时间一般要在 8 周之内全部完成，所以内照射开始也不宜过晚。

具体来说，如果内照射开始太早，残留肿瘤仍相对较大，不仅影响操作顺利进行，还会造成肿瘤靶区漏照或欠量，导致后期局部复发机会增加。肿瘤本身又是增殖的，如果内照射开始时间太晚，宫颈癌整个治疗疗程战线拉长，放疗的疗效会有所下降。理论上要求宫颈癌根治性放疗整个疗程不超过 8 周。

因而，内照射开始不能太早或者太晚。需要医生根据患者临床实际情况在合适的时间进行内照射。

19. 内照射一般做几次

宫颈癌内照射的剂量和次数比较常用的方案是 6Gy×5 次或 7Gy×4 次，多为每周 1 次，还有一些患者需要选择组织间插置技术或者进行内照射补量，具体次数和剂量可以根据肿瘤控制需要达到的根治剂量和正常器官的受量而定。

20. 放疗和化疗最大的区别是什么

放疗和化疗最大的区别是放疗属于局部治疗，化疗属于全身治疗。

放疗和手术一样，都是针对肿瘤局部和淋巴引流区域进行有针对性

的治疗。只不过手术刀是可以看得见的，由外科医生操控；而放疗是通过放射线这把"隐形的手术刀"，通过一个放疗团队共同协作，将射线集中到肿瘤病灶区域进行治疗。放疗的作用主要在局部，射线照到哪里，哪里才能得到控制。而化疗是通过各种途径，如口服或静脉输液，使患者摄入抗肿瘤药物，这些药物会吸收入血，进入身体各个细胞来治疗肿瘤。当然化疗除了这些，还有介入栓塞化疗、胸腔或腹腔内灌注化疗等特殊方式。

21. 为什么放疗期间还需要化疗

放疗与化疗的作用机制不一样。放疗属于局部治疗，一般仅在放射线照射的区域产生抗肿瘤效果。而肿瘤本身恶性程度高，分期较早的肿瘤相对比较局限，播散到全身其他区域的风险较低，而分期相对较晚的肿瘤虽然影像学上没有发现全身转移，但有一些肿瘤细胞可能已经随着血液扩散至其他区域。化疗属于全身治疗手段，不仅可以杀伤肉眼可见的肿瘤，也可以将放疗野外的肿瘤细胞杀死，从而发挥全身抗肿瘤的作用。局部放疗无法替代全身化疗。

此外，化疗对放疗有增敏作用。肿瘤细胞是有生长周期的，从一个细胞分裂成两个细胞具体分 4 步：G1 期（又叫 DNA 合成前期，准备细胞分裂所需的原料和能量），S 期（又叫 DNA 合成期，准备细胞复制所需的工具），G2 期（又叫 DNA 合成后期，蓄势待发，准备分裂），M 期（有丝分裂期，母细胞的 DNA 和细胞质一分为二，分裂成两个子细胞）。其中 G2 期和 M 期对射线敏感。但在一个肿瘤组织中，并不是所有的细胞都处于 G2 期或 M 期。而化疗药物可以让更多的细胞进入或者停留在 G2 期或 M 期，从而增加肿瘤对放疗的敏感性，将放疗的作用效果最大化，从而提高放疗疗效。

（二）如何应对放化疗期间的副作用

1. 同时做放化疗会加重损伤吗，患者能耐受吗

对很多宫颈癌患者来说，同步放化疗是标准的治疗方案，疗效可以达到最优化，但同时做放化疗的损伤肯定也大于单纯放疗。不过这不是说化疗的加入一定会加重全部损伤，并且这些不良反应大部分都有对症治疗手段，可

以缓解或在治疗结束后恢复正常水平。主要会加重的不良反应有：

（1）骨髓抑制：譬如白细胞减低、血小板减低、贫血等，这些异常可能比单纯放疗出现得更早或程度更重。

（2）胃肠道反应：可能放疗时只有轻微的恶心、大便次数增多仍成形，但在化疗后出现了恶心程度加重、呕吐、便秘或腹泻的情况，甚至影响全身状态，如乏力、食欲减退等，一般在药物代谢后、对症治疗后会缓解。

（3）肝肾功能损伤：化疗对肝肾功能的影响相对放疗来说更强，尤其对合并有风湿免疫类疾病、病毒性肝炎或者肾功能不全的患者，需要医生来仔细评估合并疾病的严重程度，谨慎选择可否同步化疗。

（4）泌尿系统和阴道反应：同步化疗的加入对泌尿系统如膀胱、尿道的影响以及对阴道的损伤也会增加，主要是局部疼痛和尿频、尿急等症状较单纯放疗出现较早，程度较重。

不过总体来说，放化疗相关的不良反应大部分人是可以耐受的，在症状出现后及时给予对症治疗，不适一般都可以缓解或减轻；但对于个别体质差、对放化疗尤其敏感的人，在不能耐受不良反应时，可以考虑暂停化疗或直接给予单纯放疗，个别特殊情况可以等放疗结束后再行化疗。这些都需要放疗专业医生根据患者的实际情况来制订合适的治疗方案。

2. 如果化疗，用什么方案

化疗方案大致分为两种，其一是临床中最常用的，指南推荐的同步放化疗的标准方案：铂类单药每周方案，主要是顺铂，1周给药1次，主要起到增加放疗敏感性的作用，如果副作用可以耐受，一般在放疗期间可以进行6次化疗；其二是双药联合方案，这个方案目前还有一定争议，但对于一些复发转移风险较高的患者，在临床中医生会根据患者情况来选择，主要目的是减小之后出现转移的风险。目前使用较多的双药联合方案是紫杉醇+铂类或者氟尿嘧啶+铂类，大部分是3周给药1次，也有一些情况是每周给药1次。这两种方案都是静脉输液，用药前提必须是心电图、血常规及肝肾功能检查都正常。此外，对于高龄、有基础疾病等不宜化疗的患者，除了单纯放疗之外，放疗期间还有靶向治疗、免疫治疗可选，但这些目前都不是标准方案，还在临床研究阶段，需要医生根据实际情况来进行选择。

3. 放疗会对家人有辐射吗，影响家里的孕妇或者小孩吗

宫颈癌放疗包含外照射和内照射两种，外照射是由机器产生射线，治疗完毕射线也就不再出来，患者不会携带射线出来。内照射使用的放射源在治疗结束后会退回并且储存在机器中，也不会残留在体内，射线产生后很短时间内即会消失，所以不必担心自己做完放疗后会对家人有辐射影响，即使是孕妇或者小孩也不会受影响。有些患者会担心自己治疗后，体内的物质经过照射也带有放射性，这种担心大可不必。专业点讲这种经过辐射带有放射性的过程叫放射活化，并不是所有的物质都能被放射活化。

只有少数做粒子植入的患者的放射源是留在患者体内的，对近距离接触的人有一定影响。但一则大多数宫颈癌患者不会采用粒子植入的治疗方案，二则某些复发转移的宫颈癌患者即使做了粒子植入，医生也会做出相应交代和强调注意事项，完全没有必要太过于焦虑。

4. 放疗期间吃什么，有什么需要忌口的吗

宫颈癌放疗主要是盆腔放疗或者腹盆腔放疗。由于射线会照射到一部分肠道，肠道黏膜受照射后会有充血、水肿的表现，黏膜变得脆弱，更容易受到机械或化学损伤出现腹泻或便血，所以放疗期间和放疗后都需要注意饮食，吃什么很重要。毫不忌口地胡吃海塞，不仅会加重放疗急性期的不良反应，还容易出现放疗晚期的损伤。

总体来说宫颈癌放疗期间和放疗后的饮食原则是低纤维素、低脂、高热量、高蛋白饮食，禁食生冷辛辣刺激性食物，保证营养均衡。

对进食什么食物并没有限制，碳水化合物（米饭、馒头）、蛋白质（各种肉类、鸡蛋、奶制品和豆类）、脂肪（建议低脂，不要进食太油腻的食物）、低纤维素（大部分蔬菜、水果均可以，芹菜等粗纤维素的食物尽量少吃）都可以吃，注意细嚼慢咽。但是，硬的食物，如煎饺、烧烤、油炸食品、烙饼干硬的部分、硬的果皮等不太建议吃，食物最好做得比较软烂好消化，如可以清炖、蒸煮或者煲汤等。不要进食生冷的食物如生鱼片、冷饮等，冰箱里的东西不能拿出来直接吃。不要进食辛辣刺激的食物，如辣椒、芥末、生的葱姜蒜等。此外，放疗期间建议少吃豆类、红薯、纯牛奶等容易胀气的食物，气体过多会充盈肠道，增加暴露在照射范围的肠道面积，加重反应，不利于肠道保护。另外，不建议治疗期间大补、吃一些平时不吃的东西，应尽量根据个人平时常吃的食物种类适当进行调整，做

到营养均衡即可。

5. 放疗毕竟有损伤，能吃补品或者保健品吗

首先，补品不是可以随便乱吃的。中医里的虚证就分气虚、血虚、阴虚、阳虚几类，出现虚证需要专业的中医医生辨证治疗。自己随便去想当然地吃各种补品，不仅不对症、起不到滋养作用，还会出现补过或者补乱的情况，反而对身体造成更坏的影响。如果真的出现某些症状需要调理，也要听从医生的指导。

其次，目前保健品市场比较混乱，盲目吃保健品并不能保证营养均衡，还会影响正常进食，且保健品内有些成分不明确，某些保健品甚至会给身体带来伤害，加重放疗的不良反应。还有一些保健品确实也有一定效果，但和医院的同类药物相比，价格昂贵，效果不一定更好。所以尽量不要自行盲目使用保健品，还是应该在医生指导下使用。

6. 放疗期间常见的不良反应有什么

放疗的不良反应一般不会立刻出现，除了小部分对射线特别敏感的人群或者放疗范围较大的患者可能在放疗第一次开始时就出现（恶心呕吐最常见），大多数的不良反应会在3周左右出现，随着放疗次数增加有加重趋势。

放疗不良反应分为早期反应和晚期反应，早期反应又叫急性期损伤，指的是放疗期间和放疗结束后3个月内出现的不良反应，晚期反应又叫慢性期损伤，指的是在放疗结束3个月后出现的不良反应或者是急性期的症状迁延、反复超过3个月。放疗晚期不良反应在后面有详细介绍，这里主要介绍一下急性期损伤。

（1）骨髓抑制：主要指血常规的指标较正常值下降，如白细胞总数、中性粒细胞绝对值、血红蛋白、血小板计数减低等，医生会根据患者既往骨髓功能的情况、现在骨髓抑制的程度、是否合并化疗或其他治疗等情况，进行有针对的处理。如果出现重度骨髓抑制，还是很危险的，需要及时和早期处理，否则轻则延误治疗，重则有生命危险。所以出现骨髓抑制的情况，一定要及时告知医生。

（2）全身症状：表现为乏力、食欲减退等。如果是单纯放疗，乏力、食欲减退等反应较轻，一般不影响生活，不需要特殊处理；而如果同步化疗，这些不良反应会相应加重。在无法自行缓解时需要及时告知医生，尽早作出相应处理。

（3）胃肠道反应：可表现为恶心、呕吐、腹痛、腹泻、便秘、里急后重感，

有少数患者会在刚开始放疗时出现恶心、呕吐，对症处理或几次放疗后会减轻。多数症状在放疗开始 3 周左右出现，可以经对症处理缓解，如症状明显，可能还需要补液甚至暂停放疗。有些患者之前有痔疮，放疗时痔疮加重，需要外用或肛塞药物，必要时需要肛肠外科医生处理。

（4）泌尿系统反应：泌尿系统黏膜照射后出现充血水肿，表现为尿频、尿急、尿痛，一般在放疗 3~5 周会出现，大多数没有症状或症状比较轻，多饮水、多排尿即可，不需要特殊处理，有些症状较重的可能合并尿路感染，需要及时抗感染处理，还有极个别患者出现血尿较多，可能还需要水化利尿或者膀胱灌注止血等。

（5）皮肤反应：主要表现为放疗区域内皮肤色素沉着，一般不需要特殊处理，但需要注意的是，要避免太阳直晒，放疗区域的皮肤须轻轻触摸，不得擦伤、搓洗或使用刺激性洗浴产品，尽量暴露放疗区域的皮肤或穿柔软宽松全棉的衣物，不要穿紧身衣物，避免摩擦，减少对皮肤的刺激。

（6）内分泌方面：主要是未绝经的年轻患者在放疗后卵巢功能会逐渐衰退，提前进入更年期，会出现更年期综合征的相关表现，比如潮热、多汗、心悸、烦躁、头晕等，可在医生指导下使用调节更年期综合征的药物。

（7）其他：如肌肉、骨骼损伤等，发生机会较少，程度较轻，大多数不需要特殊处理。

7. 放疗期间大便异常怎么办

放疗期间的大便异常主要包括腹泻和便秘，还有一些患者出现腹泻便秘交替的肠道功能紊乱，如肠易激综合征。

（1）放疗相关肠道的急性不良反应最常见的是腹泻，多为直肠反应，这种腹泻和平时急性肠炎导致的腹泻不同，多表现为大便次数增多和里急后重。而放射性小肠炎主要表现为类似急性肠炎的腹泻。出现这些症状需要由放疗科医生来作出判断，并且对症处理。一般来说，放疗期间不建议使用通便药物，如果出现腹泻首先应查找是否使用了通便药，如果有，立刻停用所有通便药。如果单纯为大便次数增多但仍然为成形软便，可以通过调整饮食来改善，必要时可使用止泻药，如果伴有里急后重，可以应用消肿止痛的肛塞药物对症处理。如果大便次数明显增多伴有不成形稀便，甚至水样便，需要及时给予止泻药，严重情况需要补液或者激素治疗，合并感染者还需要抗感染治疗。

（2）放疗造成的便秘比较少见，大多数常见于平时就长期便秘的人群，或者化疗后的患者。对于平时有便秘习惯的患者一般会在放疗前准备工作时就进行宣教，尽量通过药物调整便秘或者使用开塞露等帮助排便，保证肠道处于排空状态，减少肠道的损伤，而且便秘也会影响放疗的准确性。放疗期间不要用力排便，否则容易加重肠道损伤，出现便血或加重痔疮。另外对于放疗期间同步化疗（辅助用药中包含止吐药）或使用口服止吐药物或止痛药的人群，这些药物会抑制胃肠道蠕动，导致便秘，这种情况建议多饮水，必要时预防性使用作用比较和缓的通便药物，同时也可以使用开塞露帮助排便。不建议在放疗的同时长期口服通便药，尤其在放疗开始 3 周左右，胃肠道反应开始出现，此时再使用通便药可能导致腹泻、水样便。

8. 放疗期间尿频怎么办

放疗期间尿频大部分是放疗相关的泌尿系统反应，一般在放疗第 3~4 周开始出现，尿频的同时可能伴有尿急、尿痛，症状轻微时建议多喝水、多排尿，一般几天可以缓解。如果持续不缓解或有加重趋势，建议完善尿常规，除外尿路感染，如果有感染，还需要进行抗感染治疗。一般在急性期不会出现血尿，如果合并血尿，轻度的也可以不特殊处理，不影响放疗，严重的需要暂停放疗，根据情况进行处理。还有部分患者在放疗期间的憋尿程度较定位时明显下降，可能和膀胱受照射后肌壁的收缩性能下降有关，憋尿量减少，大部分不影响治疗方案，若憋尿量影响了治疗方案，医生会根据现在的憋尿水平重新做定位 CT 扫描，调整放疗计划，尽量减轻患者治疗期间的负担。

9. 放疗期间为什么需要经常抽血

放疗会影响骨髓造血功能及肝肾功能，这些异常并不能通过主观来判断，需要通过定期抽血，监测血常规、肝肾功能的变化，及时发现，及时处理，避免出现更严重的后果。一般来说，如果没有基础疾病，患者既往骨髓功能正常，单纯放疗的患者可以每 2 周抽血一次。对同步放化疗的患者，或既往骨髓功能就不正常的患者，需要每周抽血一次，并且有异常时可能会根据情况增加抽血次数。

由于我们的造血器官是红骨髓，成年后主要位于扁骨，扁骨大多分布于骨盆和胸腰椎体，刚好位于宫颈癌最常见的盆腔照射野内，腹盆腔照射的范围会更大，所以放疗会影响骨髓造血功能。骨髓造血主要分为三系：①白系主要指白细胞，包括中性粒细胞、淋巴细胞等，是机体抵御外敌的战士；②红系，成熟红细胞内充满血红蛋白，为机体输送氧气；③血小板，维护血液通道的完好。骨髓造血功能降低时，白系数目会减少，士兵少，细菌、病毒更容易乘虚而入，诱发严重的感染事件，甚至死亡。轻、中度减低时可以继续放疗，同时给予升白细胞治疗。重度减低，特别是出现 4 度减低时（白细胞总数 $<1 \times 10^9/L$，或者中性粒细胞绝对值 $<0.5 \times 10^9/L$）不仅需要暂停放疗，还需要注意有没有发热，是否合并感染等等，风险很高，需要医生尽快处理。红系低时表现为贫血。需要注意的是，不能把所有的贫血都归为骨髓抑制，宫颈癌患者经常会有阴道出血，很容易由于出血导致失血性贫血。贫血还会影响放疗敏感性，影响放疗效果，所以需要积极处理贫血。轻度减低可以通过饮食调整或口服一些升血药物来纠正贫血，贫血严重时还需要输血，如果是出血量大导致的贫血还需要进行止血治疗。血小板减低大多数为轻度减少，对症给予升血小板的药物即可，少数会出现血小板减低明显，严重时可能出现瘀点、瘀斑，甚至有内脏出血、脑出血风险，导致死亡，需要紧急处理。此外，化疗的加入也会对肝肾功能产生影响，如转氨酶升高、电解质紊乱，这些都需要经过抽血化验才能及时发现，所以，放疗期间必须按照要求进行抽血。

10. 什么是阴道冲洗，放疗期间为什么需要阴道冲洗，可以在家自己进行阴道冲洗吗

阴道冲洗一般用于妇科肿瘤放疗的患者，如宫颈癌、子宫内膜癌和阴道癌等。主要流程是先用窥器撑开阴道，充分暴露宫颈，再使用生理盐水（可加入少量碘伏）进行冲洗操作。宫颈癌和阴道癌根治性放疗进行阴道冲洗的目的主要是将宫颈或阴道局部的肿瘤坏死或脱落物冲出来。放疗会导致肿瘤细胞坏死脱落，还有黏膜细胞等脱落，肿瘤较大本身也会形成坏死或脱落物，存在阴道深部，如果不能及时清理排出，很容易诱发盆腔感染，影响疗效，打乱原有的治疗计划。及时的阴道冲洗不仅能清理掉这些坏死物，避免感染，还能避免粘连。此外，放疗会影响阴道壁的延展性，阴道冲洗时的机械作用也有扩张阴道的效果，减少阴道狭窄的程度。术后放疗如果不进行阴道冲洗，虽然不至于感染，但很容易导致阴道粘连狭窄，影响后装治疗、妇科筛查及以后的正常性生活。需要特别强调，自己在家无法进行阴道冲洗，其一是不具备医学知识，很难充分暴露宫颈，导致冲洗不彻底；其二不能保证操作环境，可能出现污染的情况，适得其反。

11. 放疗期间为什么有时候还需要重新做定位 CT

精确放疗是现代放疗技术的基础，也是一直追求的目标，但要做到精确二字，有很多工作需要做到，图像引导放疗技术是精准放疗的重要部分。放疗期间根据实际需求重新做定位 CT 就是其中的一部分。简单来说，放疗计划的制订完全基于定位 CT，而实际放疗时能不能和放疗计划制作的图像吻合才是最重要的，吻合得越好，说明越精确。治疗期间会拍验证 CT，当验证 CT 与定位 CT 差距明显时，就是吻合得不好，就需要重新做定位 CT（又叫改野定位 CT），制订新的放疗计划，使以后的放疗能够和新的放疗计划相吻合。主要包括以下几种原因：

（1）肿瘤明显缩小：治疗期间，经过数次的放射治疗，肿瘤病灶会有不同程度的缩小，原发病灶越大，治疗后缩小的范围相对也越大。随着肿瘤缩小，周围的正常组织位置相应就会改变，进入原来是肿瘤的区域。如果仍然按照原来的放疗计划进行治疗，放疗照射区域内就卷入很多的正常组织，会增加正常组织的受照射范围，加重损伤。

（2）盆腔器官过度移动：体内器官一直在移动，只是保持相对位置不变。举个例子，伸出右手握拳，拳头就像子宫宫体，手腕和前臂对应宫颈和阴道，固定手肘时，手腕和前臂基本不动，而我们的拳头却可以前后左右随意摆动。宫体在盆腔内也是如此，更容易前后摆动，定位 CT 仅能拍到某一时刻的位置，不能代表宫体不摆动。憋尿的目的之一也是让膀胱充盈到大致相同的程度，从而减少宫体的摆动范围。另外肠道游走在腹盆腔内，可能某一时刻就偏偏掉入病灶附近区域，将病灶推出照射区域；并且肠道过度充盈，尤其是便秘几天或者胀气明显的情况，肠管明显扩张，也会把宫体，甚至宫颈病灶推出照射区域。所以，器官的移动幅度过大，既可能使病灶漏到放疗靶区之外，没有受到应有的照射，又可能造成正常组织被过度照射，需要尽量避免出现这种情况，实时的验证 CT 和质量控制就非常重要了。

（3）体位重复不佳：每次做放疗都要对着体表标记线来摆位再扣上模具，这并不能完全避免模具下的身体变化，体表标记所处的皮肤位置重复到定位时的位置，而皮下的脂肪、肌肉以及更深处的靶区位置则可能重复不准。特别对于过胖的人群，皮肤相对松弛，躺下后身上的肉会垂下来，但并不会每次都垂得一样，这样就降低了摆位精度，自然拍出来的验证 CT 与定位 CT 的重复度也会降低。另外，随着治疗的进行，患者可能出现消瘦、体重减轻，也会进行性地改变靶区和体表标记的相对位置。还有个别情况，如疼痛明显、摆位不配合的时候体位的重复性会更差。所以建议定位时穿着宽松舒适的内衣裤，放松躺于定位床，不要紧绷身体，以后每次放疗都处于一个放松状态，尽量保持一致。

当然除了这几种常见原因，还有其他导致重复性差、吻合程度不好的原因，如果发现了并且无法通过实时调整来改善的话，就必须重新做定位 CT 进行改野了，这都是为了保证放疗的精准进行，提高肿瘤控制，减少不良反应发生。

12. 放疗需要住院吗

每次放疗时，实际治疗的时间只有数分钟，加上上下治疗床、固定摆位、位置验证等时间，一般也就 20~30 分钟。放疗期间相关的不良反应大部分可以耐受，患者放疗之后可以正常活动，本身不需要住院治疗。此外，和家人住在一起，也能更好地保持心情愉悦，饮食方面也更容易实现营养均衡。但很多患者放疗期间需要进行化疗，如果出现较重的不良反应，或者检查、检验结果出现异常情况，由医生评估需要住院者，还是应该按照医生要求住院治疗，以免耽误病情延误治疗。

13. 什么情况需要暂停放疗

大多数患者都可以耐受不良反应，坚持完成放疗。但如果出现了放疗导致的严重不良反应，如重度骨髓抑制（特别是粒细胞减少合并发热、血小板明显降低或重度贫血需要输血）、严重的消化道反应（恶心、呕吐、腹泻、水样便持续不缓解等）、高热或伴有感染、明显乏力或营养不良甚至恶病质状态，或者出现其他基础疾病的急性发作或不能耐受放疗的情况，如急性心肌梗死、脑梗死、脑出血等，这些情况都不适合继续放疗，需要暂停放疗，等待情况好转恢复后再由医生判断是否可以继续放疗。

另外，如果出现需要重新定位改野或者重新调整放疗计划的情况，医生和物理师需要时间来重新勾画靶区和制作新的放疗计划，也需要暂停放疗。

14. 暂停放疗会影响疗效吗

一般来说，不建议患者自行停止放疗，如果出现上述情况需要暂停放疗者，也建议在情况好转后尽快恢复放疗，当然放疗的停止与能不能继续进行都需要医生来进行综合判断。如果短时间暂停放疗一般不会对疗效有太大影响，不用为此紧张焦虑。但如果长时间（一般是以 2 周为界限）停止放疗或总是经常性暂停放疗，确实会影响放疗效果。宫颈癌放疗尤其不应该无故暂停，因为宫颈癌本身放疗效果很好，而且理论上建议宫颈癌根治性放疗疗程不应该超过 8 周，如果因为暂停放疗时间过长导致肿瘤控制欠佳，确实令人遗憾。因为宫颈癌一旦出现复发转移，疗效比起初始治疗时相差很多。

再通俗点讲就是，宫颈癌根治性放疗，要不就坚持完成，要不就干脆不做。如果放疗半程自行停止，既控制不了肿瘤，又使正常组织受了照射，后期肿瘤进展了再想继续放疗也就没有太大意义了，因为正常组织的耐受剂量是一定的，超出安全剂量的范围是无法耐受的，而肿瘤的控制同样也需要到达一定的剂量，否则达不到根治的目的。

这其实和肿瘤细胞的生物学特性及射线的作用特点有关。肿瘤细胞是有持续分裂能力的，一变二,二变四，越来越多，单次放疗的剂量并不足以完全杀死肿瘤细胞，不放疗的时候，肿瘤细胞也是在自我修复的，只不过肿瘤修复的速度比不上正常组织修复的速度。假如中断时间过长，肿瘤细胞修复好了，又恢复了"体力"，肿瘤就又增大了，进展了，甚至转移到其他器官。打个比方，我们的身体好比一条船，当因为某些因素船身漏了个小洞，肿瘤细胞便会如水般侵占船的正常空间。此时如果持续放疗，持续用盆将船内的水舀出，只要速度快就能将水排干净，堵住漏洞，船自然安稳。但如果中途放弃抵抗，等船身溢满了水即将沉船的时候，不管用多大的器皿舀水也于事无补了。对因不良反应或其他并发症造成的放疗中断或改野等待新计划的情况，暂停放疗是利大于弊，不能为了继续放疗而牺牲正常组织或者忽略更严重的并发症。但如果出于主观因素停止放疗的，还是建议在治疗前考虑清楚是否要进行放疗。

15. 放疗为什么要做这么多次，不能像手术一样一次完成吗

放疗要分次进行是因为肿瘤组织和正常组织对放射线的敏感性是不一样的，这样可以逐步增加肿瘤细胞累积损伤，达到杀灭肿瘤的目的，同时还使正常组织细胞有时间修复，不至于造成严重的不良反应和并发症。如果一味地追求速度，增加放疗剂量或增加频率，缩短疗程，在射线杀死肿瘤细胞的同时正常组织也得不到休息，不能得到修复，正常细胞发生死亡，因而造成正常组织的损伤，不利于患者病情的恢复。特别是宫颈癌，肿瘤周围正常组织包括肠道和膀胱等，单次剂量太高了会造成肠穿孔和膀胱瘘等严重并发症。手术虽

然和放疗都是局部治疗，但原理完全不同，手术是个物理切除的过程，而放疗是物理和生物损伤的过程，不可能像手术那样一次做完。当然，极个别适合做单次大剂量放疗的情况也能做到一次放疗即可，但仅限于极少数肺癌或肺转移、脑转移的患者。

此外，有一部分处于静止状态或者缺氧状态的肿瘤细胞对放疗并不敏感，而分次放疗可以让这些细胞在休息期间转变为增殖状态的肿瘤细胞，这时候的肿瘤细胞含氧量增高，对放射线敏感性增加。所以分次放疗既有利于正常组织对射线损伤的修复，又有利于增加肿瘤对放射线的敏感性，提高肿瘤放疗的效果。

16. 阴道出血增加或者来月经了，还可以做内照射或外照射吗

首先宫颈癌本身会有阴道出血的表现，遇到阴道出血的情况，我们需要先判断到底是肿瘤相关的出血，还是月经来潮。对于已经绝经的患者，基本就是肿瘤相关的出血。对于年轻、未绝经的人群，需要回想是否为平时的月经周期。如果月经不规律，可以通过观察有无血块、有无增多或减少趋势来判断，如果依然不能判断，倾向考虑肿瘤相关的出血。如果是肿瘤相关的出血，不管内、外照射都可以继续，因为放疗本身具有一定的止血作用，同时可以根据情况使用止血药物，如果出血量超过月经量，需要进行填塞纱布止血，如出血量明显增多且仍然无法止血，必要时需要考虑介入栓塞止血。如果是月经出血，可以继续做外照射，并且建议在月经量多的几天推迟内照射，降低宫腔感染的风险；如果月经量少可以正常做内照射。

17. 做完内照射后出现阴道出血怎么办

做完内照射有少量出血属于正常现象。宫颈癌最常见的临床表现就是阴道出血，与肿瘤组织松散易碎、血供丰富有关，内照射是有创操作，操作过程中会对肿瘤组织产生一定机械损伤，引起肿瘤表面渗血。一般出血量不多，不需要特殊处理，当晚或第二天就会明显减少或停止出血。但对于肿瘤病灶相对较大或者溃疡型肿物的情况，出血量可能稍多，可以口服或肌内注射止血药物对症治疗，这种情况一般会尽量做多次外照射使肿瘤继续退缩后再进行内照射。出血量少常表现为点滴出血或者几小时后变为淡粉色或停止出血。量多时会表现为持续出血无减少趋势，出血量接近月经量，或者鲜血伴有血凝块排出，如止血效果不好，可以选择纱布填塞按压或者介入止血。另外，有少数出血是因

为小血管特别是小动脉破裂，出血量多，难以通过填塞止血，需要妇科协助缝合止血，严重时可能需要手术止血。

18. 年轻的患者放疗后还能生孩子吗

不能。这与卵巢自身特点相关。卵巢是女性最重要的内分泌器官之一，同时也是射线最敏感的器官之一。一般来说，卵巢获得的照射剂量达到 1.5~2Gy 时，月经即受抑制；达到 2~3Gy 时，可能发生不孕；20 岁的女性吸收剂量达到 12~15Gy，45 岁的女性吸收剂量达到 5~7Gy，可使卵巢功能完全停止。宫颈癌盆腔放疗至少 45Gy，远远超过卵巢的最大耐受剂量，卵巢内的卵泡不会继续发育成熟，卵巢功能逐渐减退并且丧失，卵巢失去了激素周期性分泌的功能，患者体内女性激素水平逐渐达到了更年期状态，卵巢也不会发生排卵。另外，子宫经过大剂量放疗后发生异常变化和萎缩，子宫内膜也不适宜受精卵着床，无法生育。所以即使放疗前进行卵巢悬吊，或者放疗前将卵巢取出冻存，放疗后再放回盆腔，也不可能再有生育功能。

19. 还未绝经的患者放疗后会提前进入更年期吗

会的。如上所述，盆腔放疗后卵巢功能会逐渐衰减并且停止，雌激素水平减低，逐渐达到了更年期状态，月经就会停止，人就会提前进入更年期，出现潮热、心悸、多汗、头晕等更年期综合征表现。对于未绝经，尤其是年轻患者，出现上述症状会明显影响情绪、生活舒适度，建议及时前往医院就诊，选择相应药物对症缓解，平稳度过围绝经期。

另外需要说明的是，即使提前进入更年期，这个周期也会跟普通女性的更年期一样逐渐过去，保持乐观的心态很重要。

20. 做了保留卵巢（卵巢悬吊）的宫颈癌根治手术，放疗会影响卵巢功能吗，有没有保护的办法

卵巢悬吊术是针对早期的年轻宫颈癌患者做的手术，目的是最大程度地保留卵巢功能。因为有些患者虽然术前的妇科查体和影像学检查都提示是早期，但手术结束后的病理结果提示一些危险因素，需要做术后放疗。如果不做卵巢悬吊手术，卵巢位于盆腔的放疗范围内，一定会造成卵巢功能减退并丧失。

做了卵巢悬吊，使卵巢远离放疗区域，会在一定程度上保护卵巢，但仍不能

保证卵巢完全不受射线照射，不能保证卵巢功能不受影响。这是因为：①卵巢悬吊是用外科手段将卵巢提到相对高的位置，并不能百分百保证后续卵巢会在手术位置固定不变，由于人体行走活动和重力影响，卵巢位置可能会逐渐下移，可能会进入放疗区域内；②卵巢悬吊的位置并不是它原本的解剖位置，可能会影响卵巢供血，影响卵巢功能；③放疗照射的范围需要综合考虑手术分期、复发风险等，可能会出现照射范围上界高于卵巢悬吊所在的位置，例如腹膜后淋巴结转移的患者需要进行腹盆联合野的放疗，卵巢仍然会受到照射，超过耐受剂量，不能保护卵巢功能；④最重要的是，卵巢对射线太过于敏感，耐受剂量很低，即使每次照射只有很低剂量，总的放疗疗程下来也就难以保证其功能不受影响了。

当然，对于做了卵巢悬吊手术的患者，放疗时会尽可能保护卵巢，将卵巢作为危及器官进行勾画，设计放疗计划时尽量避开卵巢。也可以采用更好的放疗技术尝试去保护卵巢尽可能少受照射。但患者在做放疗前就需要明白，即使做了很多预防措施，一旦开始放疗，能够完全保留卵巢功能的可能性很小。

21. 做完放疗后还会来月经吗

月经是由于卵巢激素周期性变化引起子宫内膜周期性脱落导致的阴道出血。宫颈癌经过根治性放疗后，卵巢功能会逐渐减退至丧失，卵巢不再具备激素周期性分泌的功能，患者体内女性激素水平逐渐达到了更年期状态。此外，子宫经过大剂量放疗后也发生变化和萎缩，内膜不会正常脱落，所以放疗后月经必然会停止，但并不是在放疗后立刻停经。可能表现为经期延长、经期不规律、经量减少，同时伴有一些更年期症状，最后才会表现为停经。如果放疗后很长一段时间之后再次出现阴道出血，需要及时去妇科就诊，不可认为是月经而忽视。

（李小凡）

九、宫颈癌的治疗有效率怎样

随着宫颈癌筛查工作的广泛开展，早期宫颈癌比例占已诊断的宫颈癌的比例越来越高。宫颈癌的分期越早，预后越好。按国际妇产科联盟（FIGO）2018 年的分期，IA_1、IA_2、IB_1、IB_2、IB_3、IIA_1、IIA_2、$IIIA$、$IIIB$、$IIIC_1$、IVA、IVB 期的 5 年生存率分别为 97.5%、94.8%、97%、92.1%、83.1%、79.7%、65.8%、46%、42.6%、32.1%、22%、9.3%。早期宫颈癌的预后非常好，所以"早诊断、早治疗"是宫颈癌治疗的关键。早期宫颈癌的治疗以手术为主，包括保留生育功能的手术及根治性手术；晚期、局部晚期宫颈癌或老年宫颈癌患者以放化疗为主要治疗手段，根治性手术与根治性放疗+化疗的疗效相似。

在化疗期间、手术后、放疗后可能出现相应的症状，需要患者定期复查，除了药物治疗，一些生活方式的调整和心理上的调节有助于缓解症状。恶性肿瘤治疗后仍存在复发可能，在结束治疗后，患者一定要重视定期、定点前往医院进行规律随诊，如有特殊症状或不适出现及时就诊。及时发现复发，诊断复发后适时进入治疗。

复发或未控患者需进行个体化治疗，鼓励患者适时进入临床试验，尽可能多地提供患者新的、可能获益的治疗机会。在终末期，希望患者和家属能接受"安宁疗护"的治疗理念，让患者能始终保持尊严，减轻疾病所带来的痛苦，减轻疾病对患者本人、亲属造成的心理伤害。

···················· **（一）初治宫颈癌的治疗有效率怎么样** ····················

肿瘤患者及家属都会想知道肿瘤对她们的预期寿命的影响到底有多大。对于这个问题，医生引用发表的生存率数据非常容易，但这个数据对于单个患者来说意义有限。因为个体的肿瘤情况、免疫情况、对放化疗的敏感性、手术情况、治疗意愿，甚至经济因素都对生存有很大影响。所以，如果刚刚获知患了宫颈癌或复发了，患者及家属马上询问"我/她还能活多久"，这是让医生很难预测回答的问题。虽然医生无法预测患者的生命长短，但是可以应用已发表的数据来帮助患者获得合理的治疗目标，即疾病可治愈或缓解，可以获得短期或长期的无病生存期等。

随着宫颈癌筛查手段的普及，早期宫颈癌比例增加。近 10 年来接受手术治疗的宫颈癌患者高达 83.9%。近几十年，中国宫颈癌患者的长期生存率有所提高，5 年总生存率和无病生存率分别上升至 84.4% 和 82.7%，数据与美国近似。上述结果充分证明早期宫颈癌预后较好，患者可长期存活。宫颈癌是对放化疗敏感的肿瘤，同步放化疗与根治性手术治疗效果相当。早期宫颈癌 I 期 ~ⅡA 期，总的 5 年生存率可达 90%。I B 期手术 5 年生存率可达 92%，放疗 5 年生存率可达 86%。文献报道Ⅲ期宫颈癌 5 年生存率 30%~50%，Ⅳ期仅为 5%~15%，晚期宫颈癌以顺铂为基础的同步放化疗改善了生存，使各期相对死亡危险度降低了 30%~50%。

（二）根治性子宫切除+盆腔淋巴结清扫术后和术前比，身体会出现什么改变，能做些什么有利于恢复

1. 手术后晚期可能出现的特异性并发症有什么

宫颈癌需要行广泛子宫切除术，由于子宫旁组织及阴道组织切除范围广，输尿管、膀胱比邻要切除的部位极近，有经验的肿瘤医生也可能出现术中损伤，但是术中损伤经修补，术后基本愈合良好，很少出现输尿管瘘或膀胱瘘。

术后 7~10 天是术后晚期泌尿系损伤的高发期，主要原因是周围组织缺血坏死或局部感染造成的损伤。患者可能出现最直观的症状是阴道流液。此时患者往往已出院，如有阴道排液，如果可以，可自行分辨液体是否自尿道口排出，注意记录排液量，应及时就诊向医师说明情况并进行检查明确诊断。

2. 排尿功能如何恢复

根据宫颈癌根治性子宫切除的手术范围，切除部分下尿路交感神经可能导致逼尿肌收缩力减低、反射低下，甚至出现逼尿肌无反射。宫颈癌患者术后拔除尿管后，排尿功能的恢复需要一定时间。长期的排尿障碍可导致膀胱功能进一步损害或丧失，进而导致长期尿潴留和反复尿路感染。尿潴留患者需要

暂时保留尿管，避免损害肾功能。可以使用解痉止痛药，有尿路感染可对症加用抗生素治疗。排尿时可适时加用腹压，养成定时排尿习惯，使用蹲便器也有助于排尿。由于手术范围影响下尿路副交感神经，部分患者术后可能出现尿失禁，保守治疗可逐步恢复。针灸、按摩、口服中药、指压等中医治疗方式可用于膀胱功能的康复治疗。针灸治疗宫颈癌术后尿潴留的方法主要包括头体针、电针、穴位按摩、穴位埋线以及针灸联合疗法等。针灸治疗的目标是疏通经络，调节气血循环，起到增强排尿的作用，缓解尿潴留症状。

电刺激治疗通过电流刺激肌肉进行被动收缩，使盆底肌肉有节律地收缩和放松，得到被动锻炼的同时提高静息张力，促进肌肉恢复弹性和支撑力，患者可以根据反馈的信号进行正确的锻炼。可增加血管、胃肠道平滑肌运动，促进局部血液循环，有助于神经修复。

以锻炼肛提肌为主的凯格尔训练是最简单易行、安全有效的盆底复健方法。患者通过自主锻炼盆底肌肉群收缩和舒张，提升支持尿道、膀胱、直肠的盆底肌肉张力。这种训练多作为盆底康复治疗的辅助方法。

3. 排便功能如何恢复

控制排便的主要是交感神经。排便在正常情况下受大脑皮层的控制。粪便输送到直肠激活直肠肛门抑制反射，随后直肠膨胀产生便意。排便是盆底肌肉主动松弛、腹压和直肠内压增加联合作用的结果。

从生理结构上来说，当肛管、直肠角度拉直及肛管长度缩短时，便于排空粪便。对比来看，蹲姿有助于排便，但多数家庭及公共场所都采用坐式马桶。坐式马桶，在如厕时放个脚蹬，将脚垫高 8~10cm 有利于增加腹压，排便时采用腹式呼吸：鼻子吸气，让腹部像气球一样鼓起来，再突然收缩腹部，同时呼气。

术后排便功能障碍主要是便秘，具体表现为排便费力、块状便和/或硬便、排不尽感、排便次数减少（每周少于等于 2 次）。宫颈癌手术导致盆腔自主神经的损伤可能是术后便秘发生的主要原因。简单说就是术后对排便刺激不敏感，大便容易在直肠聚集，随着水分被吸收，出现大便结块，恶性循环加重排便负担。所以，术后需要积极地进行饮食调节（多饮水、多吃粗纤维食物），必要时服用药物，养成定时排便习惯，排便动作需要调整及学习适应。治疗术后的辅助放化疗并不增加便秘的发生率。

4. 在饮食上需要注意什么

这个问题是所有患者问得最多的一个问题。术后逐步恢复正常饮食，均衡饮食，对于术后不能吃蛋、鱼、虾、肉等"发物"，完全是无稽之谈。患者宜进食清淡富于营养、易消化的食物。胃口差的患者可少食多餐。需要摄入一定比例的谷物、肉、蛋、奶、水果，谷物粗、细搭配，进食新鲜水果、蔬菜。尽量避免腌制食物。坚果类可以提供优质蛋白质和必需的脂肪酸，是膳食的有益补充。

5. 能吃中药吗

对于肿瘤治疗，中医治疗更多的是辅助作用。笔者个人不建议在化疗期间口服大量中药，如果影响患者进食就更不可取，除非是有经验的医生开取减轻放化疗副作用的药物，患者可以在可接受的程度服用。建议在术后完全恢复或化疗结束后，进行以调理身体为目的中药治疗。

6. 在其他生活方式上，有什么需要注意的

患者淋巴结剔除术后可能会出现下肢水肿及淋巴囊肿，下肢水肿在术后的发生率文献报道差异很大，范围在 21.8%~40.8%，剔除淋巴结的数量和下肢水肿的发生率明显相关，75% 的下肢水肿发生在术后 1 年内，且随时间增长发生率逐年递增，目前尚无有效降低其发生率的方法。术后淋巴囊肿的发生率在 20%~30%。术后患者需要按时复查，注意观察下肢变化情况，控制体重，适量运动，合理应用弹力绷带或弹力袜，预防下肢皮肤感染，避免下肢创伤，保持皮肤清洁，避免长时间保持坐位或站立，远距离旅行时酌情使用弹力绷带或弹力袜等预防加压措施，避免长期穿紧身裤或紧腿袜。总之，需要加强保护下肢，保持下肢皮肤的完整性，预防感染，减少对淋巴系统和静脉血管的损伤，从而预防淋巴水肿。

（三）宫颈癌患者保留生育功能的手术疗效如何，术后妊娠率怎么样

有生育要求的宫颈癌患者，根据相应的手术指征，可进行宫颈锥切术、单纯宫颈切除术或广泛宫颈切除术。但是目前尚没有保留生育的广泛宫颈切除术与

单纯宫颈切除术预后比较的临床研究。广泛子宫切除术与全子宫切除术的文献可以提供一些参考。2012 年 Landoni 等对 125 例 IB_1~IIA_1（≤4cm）宫颈癌患者进行随机对照研究，对比全子宫切除术与广泛子宫切除术临床结局，复发率分别为 24% 和 13%，5 年生存率分别为 85% 和 95%。2019 年研究者检索了美国国家癌症数据库（2004—2015 年），在 1 530 例 IA_2 期宫颈癌患者和 3 931 例 IB_1 期宫颈癌患者中，分别有 45% 和 35% 患者接受了单纯子宫切除术；在 IA_2 期宫颈癌患者中，广泛子宫切除术组和单纯子宫切除术组的 5 年生存率相似（分别为 95.1% 和 97.6%）；在 IB_1 期宫颈癌患者中，广泛子宫切除术 5 年生存率优于单纯子宫切除术（分别为 95.3% 和 92.4%）。

广泛宫颈切除术后的生育能力受患者年龄、宫颈狭窄、宫颈黏液缺乏或隐匿性输卵管疾病等因素影响。文献报道术后妊娠率为 41%~70%。中孕期流产率约 10%，高于一般妊娠，并与早产和未足月胎膜早破有关，72% 的患者可维持到孕 37 周或以上；32 周前早产率为 10%，36 周前早产率为 22%。广泛宫颈切除术仍是宫颈癌保留生育功能的主流术式。

（四）化疗后的随访需要注意什么

不同的化疗药物副作用会有所区别，但是总体来说化疗期间会出现轻度腹痛、乏力、恶心、呕吐、食欲减退。整个化疗期除了需要按时就诊，遵从医嘱，对于化疗出现的骨髓抑制进行药物对症治疗，同时也需要注意稳定情绪、合理饮食来辅助化疗的顺利进行。

1. 情绪管理

肿瘤患者容易出现焦虑情绪，患者往往担心治疗后会出现更严重的症状，生活质量下降。患者担心得越多，所承受的压力就越大。临床实践表明，对化疗心存疑虑、惶恐不安、担惊受怕的患者，在化疗中出现的药物不良反应常常较重，而情绪稳定的患者则反应轻得多。因此，稳定情绪，必要时可介入心理治疗，对化疗期的患者非常重要，有助于减轻不良反应、取得较好的疗效。

2. 饮食合理

患者在进行化疗期间会出现口腔溃疡、食欲减退、恶心呕吐或腹泻等消化道反应，在饮食上宜食清淡富有营养易于消化的食物，忌油腻、难消化的食物，胃口差的患者可少食多餐。常吃些瘦肉或禽肉、鱼类、大枣、花生等，以煮、炖、蒸等方法烹调，对防止或减轻骨髓抑制引起的白细胞、血小板等下降十分有益。若是出现贫血，可适当食用动物肝脏或蛋黄、瘦肉，蔬菜水果中的菠菜、杨梅、橘子、柚子和无花果等，以纠正患者的缺铁性贫血。香菇、蘑菇、猴头菇、木耳等食用菌富含多糖类，有提高人体免疫功能的作用，可以常食。在使用顺铂等主要经肾脏排泄的抗肿瘤药物时，要多饮水，促进排尿，有利于减轻肾毒性。

3. 血液学监测

按医嘱进行化验检查，白细胞或中性粒细胞减少时抵抗力减低，除了对症药物治疗外，需要减少外出、避免感冒或接触感染患者。前次化疗出现IV度粒细胞减少或伴发热的III度粒细胞减少，建议下次化疗后预防性使用长效粒细胞集落刺激因子。建议血小板减少时要避免磕碰，进软食，避免长期坐、卧压迫同一位置。注意观察全身皮肤是否有出血点、瘀血、瘀斑。化疗期间容易出现疲劳，疲劳是一种复杂的多因素疾病，与患者的生活质量下降有关。控制及治疗贫血是缓解患者疲劳的重要手段之一。如果化疗后出现肝功能损害，建议保护肝脏的药物治疗持续至停止化疗后。

4. 化疗期间的其他注意事项

化疗输液建议使用中心静脉给药，减少对外周血管的刺激及损害。患者一定要按时进行静脉导管或输液泵的换药、维护，以保证在有效时间内能长期使用。要注意保护皮肤，应用化疗药物出现皮肤损害和脱发时，患者应加强皮肤、头发的清洁和保养，禁止用有刺激性的肥皂、洗浴液和洗头膏等洗澡和洗头。爱美的女士面对脱发，在夏天使用帽子或围巾做头部装饰会优于透气性不好的假发。

············ （五）放疗后的随访期，会发生什么，该怎么办 ············

1. **如何避免放疗后的便血**

放疗后出现便血最可能的原因是出现了放射性直肠炎或乙状结肠炎。由于人体直肠的位置就在子宫和宫颈的后方，乙状结肠也经常紧贴肿瘤，距离非常近。因此在对宫颈肿瘤进行放疗时，尽管采用了影像引导下的精确放疗技术（调强放疗或容积调强放疗），直肠和乙状结肠仍然不可避免地要受到放射性损伤。虽然损伤难以完全避免，但还是有一些方法可以减少便血发生的机会、减轻便血的程度。例如，患者在放疗期间以及放疗后 2~3 年内都要注意休息，避免劳累，保证充足的睡眠，饮食上避免生冷辛辣刺激的食物，尽量吃软食和好消化的食物。放疗前憋尿和排空大便，避免肠道气体太多，减少肠道受照射的体积。如果肠道条件本身较差，或者距离肿瘤过近等，预计放疗后便血的可能性过大，可以在医生指导下预防性使用医用射线防护剂等进行灌肠。

2. **放疗后出现了便血怎么办**

首先需要判断是不是痔疮等原因造成的便血（建议正规医院就诊，明确诊断），如果除外了其他原因导致的便血，考虑为放射性肠炎所致，有很多处理的手段：①如果偶尔才便血一次，而且便血量也比较少，可以不需要药物治疗，注意饮食，避免焦虑紧张的情绪，经常可以自行缓解；②如果经常性便血，或者量多，甚至导致贫血，需要积极治疗，如可以使用保护肠道黏膜的药物（磷酸铝类）、促进肠道黏膜修复的药物（康复新等）、抗炎类药物（类固醇类药物、非甾体抗炎药或抗生素等）、止血药、止泻药、大便软化药等等，但选择口服还是药物灌肠，用哪些药物合适，还是需要咨询主管医生，在医生指导下使用；③非药物类方法：高压氧舱、内镜下止血或者手术等，也需要医生指导才可以进行；④如果便血导致了重度贫血，可以首先进行输血治疗，在生命安全的前提下再进行其他治疗手段。

温馨提示：①放疗后便血最常见的原因是出现了慢性放射性肠炎，常见于放疗结束后 6~18 个月，但也可以见于放疗结束后的几年甚至数十年。除了便血，慢性放射性肠炎还有一些严重并发症，包括直肠狭窄、直肠穿孔、阴道直肠瘘（大便从阴道排出）和肛门失禁等，大部分在放疗结束后 2~5 年出现；②出现便血需要排除其他病因，如感染性或非感染性肠道炎性病变、结直肠癌等，但切忌忽视放射性肠炎而直接按照其他病因去治疗，更不能在不明确诊断的情况下直接按照直肠癌进行手术。

3. 如何避免放疗后的尿血

放疗后出现尿血最可能的原因是出现了放射性膀胱炎。由于膀胱的位置就在子宫和宫颈的前方，距离非常近，与放射性肠炎相似，无法完全避免，但可以尽量减少膀胱的损伤。患者除了注意休息和饮食、保证睡眠以及放疗前憋尿之外，平时要多饮水，保证每日饮水量 2 000~3 000ml，注意不要经常性憋尿，避免尿路感染，出现尿路感染时，要及时治疗，避免出现反复尿路感染或复杂性尿路感染。

4. 放疗后出现了尿血怎么办

放疗后尿血比较常见的原因是放射性膀胱炎，但仍然需要除外其他原因（建议正规医院就诊，明确诊断）。一般最常见的首发症状为突发性、无痛性肉眼血尿，经常伴有尿频、尿急，部分会因尿路感染而尿痛，有时因血块阻塞尿道导致排尿困难，甚至急性尿潴留（有膀胱憋胀感，但无法自主排尿），部分患者有明显下腹坠胀疼痛，如果尿血过多会出现贫血，短时间的大量出血会导致膀胱填塞甚至失血性休克（血压降低、意识丧失甚至昏迷）。

放射性膀胱炎导致的尿血程度大概可以分轻、中、重度，轻度通常为尿频、尿急、尿痛的膀胱刺激症状或一过性肉眼血尿，通常量少；中度为血尿反复发作；重度为膀胱阴道瘘形成（尿液从阴道流出）。大部分患者属于轻度的放射性膀胱炎，处理方法如下：①首先是注意休息，避免劳累，保证睡眠充足，多饮水多排尿，保证每天饮水量 2 500~3 000ml，必要时可使用利尿剂；②注意有无尿路感染，必要时及时应用抗炎止血药物控制膀胱刺激症状及出血；③还可以补充大量维生素 C 酸化尿液，避免感染性结石的形成。经过这些支持治疗后大部分轻度放射性膀胱炎可以明显好转甚至不再发作，如果仍无法改善，或中、重度放射性膀胱炎应及时就诊避免延误病情，医生会根据患者情况选择合适的治疗手段，如膀胱灌注药物、高压氧舱、外科手术等。

温馨提示：①放疗后尿血最常见的原因是出现了慢性放射性膀胱炎，可以出现在放疗后 6 个月~10 年，多数在放疗后 2~5 年，最长者可达 20 余年；②出现尿血需要排除其他病因，如尿路感染、肾癌、膀胱癌等，有可能存在放射性膀胱炎合并尿路感染的情况，诊断尿路感染时需要抗感染治疗，但切忌不考虑放射性膀胱炎而直接按照其他病因去治疗，更不能在不明确诊断的情况下直接按照膀胱癌进行手术。

5. 放疗后皮肤颜色改变、瘙痒、脱皮正常吗，如何预防和治疗

放疗会造成放疗区域内皮肤的各种改变，有点类似晒伤或者烧伤，皮肤颜色改变（皮肤色素沉着，表现为皮肤发红、发黑等）、瘙痒、干性脱皮、湿性脱皮甚至剥脱性皮炎等，这些都统称为放射性皮炎。一般皮肤色素沉着或者干性皮炎等会在放疗后慢慢消退，不会留下瘢痕。通常较重的皮炎发生在皮肤褶皱区域或皮肤较薄的区域，如颈部、腹股沟、腋下的皮肤。不注意的话会出现溃疡和感染，影响日常生活。

放疗区域的皮肤极易发热，且对太阳光敏感，所以尽量避免太阳直晒。放疗区域的皮肤须轻轻触摸，不得擦伤、搓洗或使用刺激性洗浴产品，不要放任何过冷或过热的东西。在室内时，尽量暴露放疗区域的皮肤或穿柔软宽松全棉的衣物，不要穿紧身衣物，避免摩擦，减少对皮肤的刺激。对皮肤褶皱区域或皮肤较薄的区域（颈部、腹股沟、腋下）放疗时，可以预防使用皮肤放射防护剂或软膏，但需要在医生指导下使用。如果出现脱皮，特别是湿性脱皮等严重皮肤损伤，须及时就诊，避免延误病情。但放疗导致的皮肤反应也并没有那么可怕，一般通过有效的皮肤护理，大部分放疗后的皮肤都能恢复如常，不留瘢痕。

6. 放疗后出现恶心呕吐正常吗，如何预防和治疗

由于宫颈癌放疗的范围包括一定体积的小肠、结肠等，在放疗后特别是前几次放疗后，可能会发生恶心呕吐，等到对放射线耐受后，恶心呕吐一般会明显减轻。对于同时也接受化疗的患者来说，恶心呕吐的程度会比单纯放疗更重。大多数患者在放疗结束后，恶心呕吐会明显减轻并消失。

患者应尽量避免油腻高脂肪饮食，进食清淡易消化的食物，少食多餐，放松心情。对放疗范围较大、剂量较高（肠道受照的体积较大、剂量较高）的患者，预计会出现较重的恶心呕吐时，可以在医生指导下预防性使用止吐和消肿等药物。同步化疗的患者需要在医生指导下使用止吐药物。

7. 放疗后出现阴道疼痛、干涩正常吗，如何预防和治疗

宫颈癌放疗的靶区本身就包括一部分阴道甚至整个阴道，再加上内照射时的侵入性操作、消毒、放射源的接触等，会造成阴道物理炎性反应甚至感染。放疗会导致阴道纤维化，失去弹性，甚至变硬，阴道黏膜萎缩变薄，润滑作用下降，瘢痕、粘连形成，而且放疗会破坏正常的阴道菌群，进一步加重阴道损伤，最终会导致阴道出现干涩、出血、缩短和狭窄等改变，影响同房的质量甚至无法正常同房。这些都是放射性阴道炎的表现，可以使用抗炎治疗，修复血管扩张状态，防止后期组织水肿、变硬，比较重的放射性阴道炎还需要手术，但手术的效果往往不好。所以，最重要的也往往是预防，阴道损伤其实是可以预防的，至少严重的损伤完全可以避免。例如，坚持在放疗期间和放疗后至少 6 个月内定期进行阴道冲洗，定期使用阴道扩张器进行阴道扩张、润滑，及时进行正常的性生活，必要的时候放疗期间可以在医生指导下预防性使用射线防护剂进行阴道冲洗。

8. 放疗后还可以同房吗

宫颈癌放疗后 3 个月在放疗的急性反应消失后，是可以正常同房的。有很多拒绝同房的原因：①女性恐惧再次发生宫颈癌，其实宫颈癌的发生和 HPV 的持续感染相关，正常健康的性生活本身并不会导致宫颈癌；②男性担心被传染，事实上，同房时宫颈癌本身并不会传染，只有同时合并有 HPV 感染时才会有传染的可能，但是对于大多数男性而言 HPV 感染一般是一过性的，对身体也没有什么太大的影响，不用过于担心；③女性担心同房疼痛、出血等，其实，适当的特别是及时的性生活有利于阴道的扩张，防止阴道粘连和后期的纤维化，有助于身心健康和家庭和睦；但需要注意放疗后的阴道较为干涩，同房过程中应动作轻柔、缓和，切忌粗暴，可以适当使用润滑剂或者雌激素软膏等；④年龄太大、丧偶或两地分居等客观原因无法同房，建议除了常规的阴道冲洗，可以使用阴道扩张器或自慰棒。

9. 放疗后出现阴道粘连怎么办，如何预防

由于阴道受到照射后，阴道黏膜受到损伤，发生炎性反应，很容易造成黏膜粘连，而且放疗会破坏正常的阴道菌群，进一步加重阴道粘连。如果不注意预防，阴道粘连会越来越重，甚至会导致整个阴道阻塞，严重影响生活

质量。阴道粘连发生后，会造成一系列不良后果：①宫颈口无法暴露，影响妇科查体和进行 TCT、HPV 检测，影响复查的效果，可能会造成阴道和宫颈的病变无法早期发现；②容易造成感染，加重粘连的程度，导致恶性循环；③影响性生活质量，甚至无法进行正常的性生活。轻度的阴道粘连可以尝试通过阴道冲洗、阴道扩张器扩张等方法来减轻粘连程度，但严重的阴道粘连是不可逆转的，只能通过手术干预，但手术创伤和效果往往不甚满意。

所以，最好的手段是预防，通过以下方法，完全可以预防阴道粘连：①阴道冲洗：放疗期间和放疗结束后至少坚持阴道冲洗 6 个月，不仅可以清除放疗时坏死脱落的肿瘤组织，还可以减轻炎症反应，防止阴道粘连，促进阴道上皮细胞及黏膜修复再生；②正常的性生活：放疗结束后 3 个月，只要放疗的急性反应基本消失后，是可以并且鼓励进行正常同房的，不仅有利于身心健康、家庭幸福，还可以促进阴道扩张，减少阴道粘连的机会；③使用阴道扩张器：使用合适的阴道扩张器或自慰棒，可以促进阴道扩张，减少阴道粘连。

温馨提示：如果放疗急性反应（如阴道水肿、充血、疼痛等）还没有消失，或在放疗后持续存在没有减轻，不建议立刻进行性生活和急于使用阴道扩张器，以免造成二次损伤，可以在医生指导下使用保护阴道黏膜、促进阴道黏膜修复、抗炎消肿的药物等，等待阴道反应好转后再进行同房和阴道扩张。

10. 年轻的患者放疗后会不会出现更年期综合征，应该怎么处理

由于卵巢对放射线极其敏感，因而宫颈癌放疗后，育龄期女性的卵巢功能会逐步衰退，随之出现月经紊乱、稀少以至停止。在这期间，因身体暂时不太适应而出现一系列症状和体征，比如月经不规律、过多或过少，心慌，头晕，失眠，耳鸣，烦躁，易怒等，称为更年期综合征，也就是说，放疗会使未绝经的患者提前进入绝经期。

如何确定是否出现更年期综合征呢？首先需要确定月经情况，是否已经停经，有无潮热、多汗及情绪低落、睡眠障碍的症状，除外心血管疾病等其他可能的病因，必要时完善血液激素水平、B 超等检查。若出现相关症状，且影响生活和工作，建议及时联系主管医生或妇科就诊进行处理。

处理更年期综合征一般有以下几点：①可以进行心理疏导，鼓励健康的生活方式，坚持锻炼身体、健康饮食、增加日晒时间，多摄入蛋白质，必要时可以选择适量镇静药物助眠；②如果绝经症状明显，如潮热、多汗、易怒、焦虑等，

建议医院就诊，由医生评估是否需要应用激素类药物或非激素类药物对症处理；③绝经期综合征是女性向绝经期过渡时内分泌紊乱的正常表现，因而待完全进入绝经期后即可消失，没有必要寻求偏方或服用保健药品，造成不必要的损失。

11. 放疗后下肢水肿了怎么办

放疗后有些患者会出现下肢水肿，特别是做过宫颈癌手术的患者，加上术后放疗的影响，下肢水肿的发生机会更多。首先需要判断下肢水肿的原因，在排除了肿瘤复发转移以及内科疾病（如高血压、肾病等）之后，下肢水肿最常见的原因有两种，静脉血栓性水肿和淋巴水肿。放疗后的下肢水肿以静脉血栓性水肿较为多见，而术后放疗的患者中淋巴水肿的比例更高。静脉血栓性水肿经常伴有下肢皮肤的温度增高、肿痛，下肢静脉超声即可发现血栓，明确诊断，而淋巴水肿一般皮肤温度正常，严重的表现为指甲改变、凹陷性肿胀、皮肤质硬增厚、象皮肿等，一般在除外了其他原因之后才能诊断为淋巴水肿。

对于静脉血栓造成的水肿，有以下建议：①避免久坐久站，适时变换体位或走动；②血管内科就诊，给予合理的抗凝治疗，若药物治疗后病情仍得不到控制需要通过手术治疗取栓或溶栓，必要时置入下腔静脉滤网，防止血栓脱落；③下肢静脉血栓脱落引起肺栓塞时可危及生命，如果出现突然胸痛、呼吸困难、昏厥、咯血等症状时应立即急诊就诊。

如果是下肢淋巴水肿，治疗更为棘手，由于没有特效药，只能对症处理。但需要注意，患者由于受宫颈癌及下肢淋巴水肿双重疾病困扰，尤其是淋巴水肿经常会随着时间延长出现皮肤增厚、肢体增粗、肿胀严重、行走不便，甚至无法行走，给患者带来沉重的身心负担，容易出现焦虑、抑郁等负性情绪，家属需要多与患者沟通，避免引发抑郁症。此外，需要注意下肢皮肤的护理和下肢功能锻炼，肥胖的患者适当运动减肥，可以求助于专门的淋巴水肿科室，进行理疗、按摩等，必要时可以手术治疗。但要注意，在理疗按摩之前，必须除外肿瘤复发和静脉血栓。

12. 放疗后的副作用会一直存在吗，什么时候会消失

放疗后大多数副作用会慢慢消失，有些可能是永久性的，还有些可能直到治疗结束后才出现，特别是高龄的老年人经常会出现迟发的不良反应，也就是说，可能在放疗期间没有任何不适的反应，但会在放疗结束之

后不良反应逐渐出现并加重。

急性不良反应一般会在放疗结束后 1 个月左右逐渐减轻或消失。但由于放疗有后期效应，有少数患者的副作用确实会持续存在，反复发生，还有一些患者会在放疗 3 个月以后出现新发的不良反应，需要及时就诊，以免延误病情。总体来说，保持良好的心情，适度锻炼，保证睡眠，提高机体的免疫功能，也有利于减少放疗带来的长期副作用。

13. 听说放疗会引起第二肿瘤，是不是治好了宫颈癌就会得另外一种肿瘤

首先，放疗确实是有一定概率诱发第二肿瘤，但这种概率很低，几千个人才会有一人在放疗几年甚至几十年后出现第二肿瘤。和放疗治好宫颈癌的收益相比，完全没必要因噎废食，因担心出现第二肿瘤而放弃采用放疗这个手段治疗宫颈癌。第二，并不是说以后发现的宫颈癌之外的任何一种肿瘤都是放疗诱发的，放疗引起的第二肿瘤特指在放疗很多年以后出现在放疗野内的与原放疗肿瘤无关的第二种肿瘤。大多数的第二肿瘤其实和放疗没有关系，只是恰好发现患者除了宫颈癌还有另外一种肿瘤而已，和这次是不是治好了宫颈癌没有关系。

（六）结束治疗后何时进行随访

宫颈癌患者结束治疗后（术后、放化疗后）的随访非常重要，原则上肿瘤患者治疗结束后应该终身随访。因为早期宫颈癌预后很好，很多患者几年后就不进行常规随访了，这是非常错误的。定期复查，有不适症状及时就诊，有利于及早发现病情变化，发现肿瘤复发转移的征象，进而有针对性地开展治疗。肿瘤治疗的连贯性非常重要，患者一定在治疗医院有规律地定期复查。临床上经常有患者在门诊就诊时表示："医生，我来北京办事/旅游/走亲戚，顺便来复查"，如果深入询问病史，患者又不能准确说出，那么即使再有经验的医生也只能按常规复查对患者进行一般的检查，不能针对患者的病情或以往的信息进行个体化的检查，这对肿瘤患者的随访是非常不利的，临床上每每遇到这样的患者，医生均要语重心长地反复强调规律、规范就诊的重要性，但是患者往往对医生不理解。疾病治疗的连贯性非常重要，在医生看来，每个患者都是独一无二的个体，值得认真

对待。

宫颈癌的术后随访时间是患者关心的问题。建议治疗后 2 年内每 3~6 个月随访 1 次，第 3~5 年每 6~12 个月 1 次，5 年后每年随访 1 次。高危患者应缩短随访间隔（如第 1~2 年每 3 个月 1 次），低危患者可以延长（如每 6 个月 1 次）。至少每年进行 1 次宫颈（保留生育功能）或阴道细胞学检查。随访时须进行仔细的临床评估。鼓励患者戒烟或减少吸烟。随访过程中根据需要进行影像学检查。对于肿瘤未控或复发者，治疗前需要进一步的影像学检查或手术探查进行评估。

放疗结束后 1 个月（第一次复查）和 3 个月（第二次复查）的复查属于早期复查，第一次复查的主要目的是确认宫颈癌治疗的近期效果，是否还需要放疗补量或者进行巩固化疗等，第二次复查主要为了确定宫颈癌治疗的评效结果。两次复查均要进行妇科查体，如果妇科查体和影像学检查都显示肿瘤完全消失，其他部位也没有肿瘤的转移，以后在放疗后的 2 年内每 3~4 个月复查一次，放疗后 2~5 年每 6 个月复查一次，5 年以上每年复查一次。这是由于宫颈癌复发转移主要在 2 年内，而 5 年以上的复发转移明显减少。但目前并没有特别确切的证据确定随访的时间和间隔，医生会根据病理类型、是否出现新症状、是否有阳性体征等确定随访时间。

主要复查项目是盆腔增强 MRI、腹盆腔增强 CT、胸部平扫 CT、浅表淋巴结超声和肿瘤标志物，放疗后 3 个月内还要查血常规及肝肾功能等。放疗后 2 年以上如果没有复发转移，可以复查胸部平扫 CT、腹盆超声、浅表淋巴结超声和肿瘤标志物。此外，还要定期进行 TCT 和 HPV 的检测，以便于早期发现宫颈的局部病变。

（七）随访期哪些异常症状需要特别引起注意

患者在结束治疗后的随诊期，平时应注意关注身体变化，是否出现阴道排液、体重减轻、厌食，盆腔、骶关节、背部或腿部疼痛等可能与复发相关的早期症状。

（1）阴道不规则流血：宫颈局部或阴道复发，常有不规则阴道流血或恶臭白带，阴道出血是常见的宫颈癌复发症状。放射性治疗后的患者可能因激素水平低下，阴道分泌物减少、阴道黏膜变薄，易出现老年性阴道炎，或阴道冲洗时或性生活后出现少量出血，不一定是复发问题，但是建议患者及时就诊，进行妇科检查。

（2）阴道分泌物增多：年轻患者术后可能有阴道分泌物，绝经后或放疗后患者阴道分泌物一般是极少量或没有的。如果患者出现白带异常、分泌物增多，应及时就诊，除外复发问题，可能与阴道炎症相关。

（3）疼痛：盆壁或宫旁复发，癌肿压迫了骨盆腔内的神经，出现下腹、下腰或大腿的疼痛，一侧下肢疼痛，腹和盆部酸痛，除原发部位病变，大多数可在下腹部或盆壁扪到肿块，同时伴有下肢水肿等。

（4）排便异常：患者初次治疗结束后，生活逐渐恢复常态，饮食、排便、排尿功能也逐步恢复。患者要保持日常合理、均衡膳食，注意饮食卫生，保持大、小便通畅。如果出现不明原因腹泻、便血、停止排气、停止排便症状要警惕，并需要及时门诊就诊。

上述症状、体征应引起患者警惕，及时就诊，但不需过于焦虑，因为一些症状和治疗后的合并症有时是重叠的，单纯从症状上无法区分，需要医生根据个体情况、结合辅助检查及病史鉴别诊断，患者能做的就是注意观察，及时就诊。

（宋楠）

十、宫颈癌与性生活

1. **得了宫颈癌还想有性生活是不是太不应该了**

得了宫颈癌并不意味着患者没有追求正常生活的权利。事实上各科的医生进行肿瘤治疗，最终都是希望能够帮助患者回归到正常工作和生活。性在人类不仅仅是为了繁衍后代，更是两性之间情感交流的重要方式；性欲是女性进入青春期后就开始产生的正常生理需求，即便是罹患了宫颈癌，有性欲仍然是一个女人正常的生理反应，不必为此产生精神负担。

2. **为什么从怀疑得宫颈癌开始，就没有性欲甚至更反感了**

在发现可疑的宫颈病变刚刚开始进行检查时，每个女性都希望厄运不会落在自己头上。而一旦有了病理诊断结果，得知是恶性的时候，任何人都会产生恐惧和绝望，在这种生活事件的强烈影响下，不仅仅是性欲，女性的性唤起、性高潮、性反应周期的各个阶段都会出现功能失常。尤其是得知宫颈癌的病因——HPV 感染——与性生活有关，对性产生反感和厌恶就是情理之中的事情了。

3. **女性性功能不正常有哪些情况**

女性性功能障碍常见的有性欲低下、性唤起障碍、性高潮障碍和性交疼痛等。性欲低下就是没有主动的性欲望，对配偶的性要求也没有积极的反应甚至抵触；性唤起障碍就是在性交的过程中性兴奋主观感觉缺乏或者不足，正常的外生殖器反应不足，缺乏外阴肿胀和足够的阴道润滑；性高潮障碍很好理解，就是不能达到满意的性高潮；性交疼痛是指在性生活的过程中或结束后外阴阴道或下腹部的疼痛。女性性功能障碍 95% 的原因为心理因素，而得知自己罹患了宫颈癌之后，多数女性对自己健康情况和生存的担忧以及对未来生活预期的不确定，会使女性在潜意识中产生强烈的心理冲突，或多或少会对性生活产生影响。性交疼痛多见于术后前 3 个月，性欲降低和阴道润滑不足主要表现在治疗的前两年尤其是前一年内。当然心理承受能力很强的女性，尤其是能够坦然面对罹患恶性疾病的女性，能够很快调整情绪，将这种影响降至最低。大约有 22% 的女性宫颈癌治疗后能够很好地调整自身状态，不发生性功能障碍的情况。

4. 有的宫颈癌手术会切除一部分阴道，会不会不能和以前一样有性生活了

手术对性生活是有可能产生影响的，而且宫颈癌手术对性生活的影响和手术大小有直接关系，主要是由于手术对性器官的影响。

女性阴道是阴茎-阴道插入式性交的器官。正常阴道是一个管腔器官，前壁长 7~9cm，后壁长 10~12cm，前浅后深；组织具有弹性，外为阴道口，深部连接子宫。阴道外 1/3 周围有肌肉包绕组织较厚，上部周围则为膀胱和直肠，因此表现为外紧内松。在两性插入式性交时，对男性性器官起到"紧握"作用的部分为阴道的外 1/3，并不绝对依赖于阴道长度。

宫颈癌的手术需要切除病变部位——宫颈，同时切除子宫。医生在进行手术治疗时，会根据不同期别选择不同的手术方式（详见第七部分）。早期宫颈癌 IA$_1$ 期的手术，会只切除子宫，不额外切除阴道组织，因此对阴道的长度完全没有影响；涉及脉管浸润的 IA$_1$ 期和 IA$_2$ 期手术会切除 1~2cm 的阴道组织；对 IB~IIA 期宫颈癌，手术切除范围最广，会切除 1/4~1/3 长度的阴道组织。因为组织本身有弹性，切除了 1~2cm 的阴道对女性阴道长度影响不大，尤其是未绝经的女性，而对切除了 1/4~1/3 阴道的女性而言，剩余长度也可以满足插入式性交的需要。因此虽然手术对性生活会产生一定的影响，但并不是就不能有插入式性交了，这种阴道长度的改变对性生活的影响主要是在术后的前半年，半年后随着术后时间的延长，有弹性的阴道组织有可能会有所延长，而且夫妻双方也能在不断的磨合中适应。

5. 宫颈癌手术切除了阴道组织，是不是就不能从性生活中获得快感了

虽然有一部分女性更喜欢阴道刺激，但阴道的性敏感区在阴道的外 1/3 部分，不在手术会涉及的范围内。另外女性的性感受乃至获得性高潮并不依赖于阴道组织，阴蒂、乳房、颈部受到刺激，甚至没有生殖器官的刺激单纯是冥想，都可以达到性高潮。因此不会因为部分阴道组织的切除就无法体验性快感。已经有多项研究都证实，宫颈癌不影响女性获得性高潮的能力。但确实有一部分女性会

出现性高潮障碍，多是由于心理因素导致的，建议夫妻双方一起找心理医生进行心理治疗。

6. 是不是选择腹腔镜的微创手术对性生活产生的影响小

腹腔镜手术或者机器人腹腔镜辅助手术与开腹手术相比，只是进入腹部切断组织的途径不同，但手术范围的大小都是相同的，只是没有开腹手术那样大的腹部伤口，出血减少，所以术后恢复尤其是起床活动会比开腹手术要快，但对出院后的性生活两者间是基本相同的。

7. 宫颈癌放疗后预防性交疼痛的雌激素药物，患恶性肿瘤能用吗

因为放疗很明确地和性交疼痛相关，所以对放疗后医生帮助患者恢复性生活的重点就是不要发生性交疼痛。宫颈癌不是雌激素依赖性的肿瘤，所以使用雌激素是没有问题的。

8. 宫颈癌手术后多久可以有性生活

宫颈癌手术的伤口不仅仅是在腹部，看不见的阴道伤口也同样存在。腹部伤口拆线在术后一周，说明伤口已经愈合不会裂开了，而阴道伤口愈合时间相对较长，一般医生通常在患者出院时嘱咐术后两个月内不要有性生活，并会要求患者在术后两个月回医院复查，复查的内容之一就是阴道伤口的愈合情况。如果阴道伤口愈合良好，医生就会告诉患者可以有性生活了。

9. 宫颈癌手术后性生活阴道伤口会裂开吗，一旦裂开患者能感觉到吗

宫颈癌术后性生活有可能会出现阴道伤口裂开，但比较少见。一旦发生是会有症状的。裂开比较浅或者裂口很小时，会表现有阴道出血，伤口裂开深而且比较大时，肠管可能脱到裂口内，会出现明显的腹痛，无论是哪种情况，都需要及时到医院进行检查，让医生根据情况决定如何处理。

10. 宫颈癌手术后性生活有哪些注意事项

宫颈癌手术后刚刚恢复性生活时，需要男方对女方多加细心体贴，动作不宜过猛，尤其是手术范围大、阴道组织切除较多时更是不要

过猛过深，需要改变以往已经习惯的阴道深度，逐渐摸索适应新的阴道深度。如果经过一段时间仍觉得阴道过浅时，可以自制或者外购橡胶垫圈，在插入前放在女性外阴外，相当于人为地延长阴道长度，既可以对男性有一定的摩擦刺激，也可以有效地保护女性阴道深部组织，避免发生前面说到的术后阴道伤口损伤。

事实上性生活有广义和狭义两层含义。我们前面所说的性生活都是狭义的性生活，就是指两性生殖器官接触刺激；而广义的性生活，包括两性之间的各种亲昵接触，比如亲吻、拥抱、抚摸甚至言语。

11. 宫颈癌切除了子宫，会发生宫外孕吗

这个顾虑是完全没有必要的。女性受孕需要精子和卵子相遇，精子在同房时射入阴道后，需要通过宫颈、子宫到达输卵管与卵子相遇结合才有可能使女性受孕。而宫颈癌手术切除了子宫包括宫颈，阴道成为一个死胡同样的盲端，完全阻断了精子和卵子碰头的通路。也就是说子宫切除了，就不存在怀孕的可能了。

12. 如果手术前没有性生活，手术后必须要改变吗

性生活是夫妻两个人和谐共处的润滑剂，但并不是唯一生活交流的方式。就像前面说的，拥有和谐的性生活是两个人的权利，同样，不想有性生活，只要双方不因此产生精神痛苦，也是每个人的权利，就没有必要做改变。

（张渺）

十一、对进展期宫颈癌患者的帮助

1. **宫颈癌复发有哪些主要症状**

得益于两癌筛查和 HPV 疫苗的逐步普及，宫颈癌的发病率近年来呈下降趋势，特别是晚期患者的比例逐年下降，宫颈癌复发的患者比例也呈减少趋势。宫颈癌的复发通常发生在完成治疗的最初 2 年内。我们可以简单把宫颈癌的复发分为局部复发和远处转移，其症状也不尽相同。特别是当远处转移发生在不同的器官和部位时，症状表现多样，不具有特异性，既不容易引起患者的重视，也给临床医生明确诊断带来很多困难。

宫颈癌的局部复发常常表现为阴道出血或是阴道分泌物的增多和异常，多伴有疼痛，更容易引起患者的重视。但发生远处转移的患者通常没有症状或仅有一些非特异性的表现，最常见的主诉是乏力、食欲减退、下肢水肿和体重减轻。当转移至一些特殊的器官时才会出现相对特异性的症状。比如，骨转移在宫颈癌中比较常见，表现为固定部位的剧烈疼痛，经休息和体位改变也很难缓解；肺转移的患者常出现刺激性的咳嗽，严重的患者会出现痰中带血的情况。由于宫颈癌经过初始治疗后多伴有各种或重或轻的不良反应，且持续时间长，更是容易降低患者的敏感性，掩盖复发症状。这也是为什么癌症的患者即使没有明显的自觉不适，仍需要定期复查的缘由。

2. **宫颈癌患者已经切除了子宫还会复发吗**

很多宫颈癌的患者，特别是早期接受手术治疗的患者，在疾病复发时常常发出这样的疑问："我的子宫不是都已经被切除了吗，淋巴结不是也做了清扫，为什么还能复发？是医生没有切干净吗？"面对患者的疑问，解释工作并不容易。癌症之所以不同于其他良性疾病，就在于这种被"端了老巢"还能"遍地开花"的能力。就像癌症发病时可以经历从无到有的过程一般，在其他器官也会出现这种从无到有的过程。但是癌症复发的机制仍是未解之谜，可能涉及多种复杂因素，也是目前医学界不断探索的方向。

3. 宫颈癌复发的常见部位有哪些

局部复发非常常见，对于接受手术治疗的患者，局部复发通常指阴道断端再次生长出病灶；对于接受根治性放疗的患者，特别是局部病灶比较大的患者，局部复发是指接受过放疗的宫颈再次长出病灶，在医学上称为中心性复发。局部复发常常累及下方的阴道或扩展至邻近的器官，如后方的直肠和前方的膀胱，症状明显，容易及时发现。

远处复发最常见的部位为淋巴结，盆腔和腹部的淋巴结转移占淋巴结转移的50%~70%，此外腹股沟和相距甚远的锁骨上淋巴结都是宫颈癌淋巴结转移的常见部位。宫颈癌还容易转移至肺脏、肝脏这样的实质性的、具有重要功能的器官，影响机体的正常运行，治疗难度大，预后差。此外，骨骼和脑也是宫颈癌可以转移的部位。骨转移造成的疼痛极重，也会引发病理性的骨折。脑转移的患者可能出现头痛或病变压迫相应部位而产生神经系统症状。

宫颈癌的复发可以是局灶的病变、累及某个器官，也可以是全身广泛转移，其治疗方式和预后也不尽相同。宫颈癌复发后如何明确诊断，面对局部或多处转移的病灶，如何选择治疗方式，这些问题我们将在后面逐步解答。

4. 肿瘤标志物升高能诊断宫颈癌复发吗

前面已经谈到，宫颈癌的复发症状不典型，常常十分隐匿，宫颈癌的转移又是"行踪不定"，这就给明确复发的诊断带来了挑战。明确宫颈癌的复发部位、评估全身情况非常重要，是制订治疗方案和评估预后的基础。

宫颈癌有不同的病理类型，最常见的是鳞癌，其次是腺癌，以及其他更少见的病理类型如神经内分泌癌。鳞状上皮细胞癌抗原（SCC）是宫颈鳞癌相关的肿瘤标志物，也是定期复查时必要的检验项目，对于腺癌或者少见的神经内分泌癌，癌抗原125（CA125）、神经元特异性烯醇化酶（NSE）也可以参考。但是肿瘤标志物的敏感性和特异性都不高，换句话说，就是肿瘤标志物升高并不一定等于宫颈癌复发，肿瘤标志物在正常范围内也不能作为除外肿瘤复发的依据。

5. 宫颈癌复发有哪些影像学表现

影像学检查是比较直观的评估方法，能回答"可疑的病灶发生在哪里"这样的问题。影像学的评估方法有很多，如超声、CT、MRI、骨扫描、PET-CT。具体适合选择哪种影像学评估方式，还要看就诊医院的条件和可疑转移的具体部位来选择。超声检查最为便捷，也不需要担心"吃线"，但对判断病灶的良恶性帮助有限。选择 CT 来评估转移则需要行"增强"CT，简单来说，就是用高压的方法经静脉注入造影剂再进行扫描，血液内的造影剂浓度升高后，器官和病变内的造影剂浓度产生了差别，病变就变得更清楚了。常见的造影剂是水溶性的有机碘剂。但是患者常常对增强 CT 多少有点儿抵触情绪，一个是担心"吃线"的问题，另一个就是碘剂注入后的不适感，甚至部分患者对碘造影剂过敏，可能发生或轻或重的过敏反应。MRI（俗称"核磁"）虽然听起来有"核"又有"磁"，但其实它不产生电离辐射也不需要使用放射性元素就能成像，是一种相对来说更安全的影像学检查。但 MRI 也有不足之处。它的空间分辨率不及 CT，另外价格比较昂贵，扫描的时间也比较长，需要患者保持静止配合。另外如果患者带有心脏起搏器或是其他金属植入物，也无法进行 MRI 检查。无论是 CT 还是 MRI 都需要分次分段完成，如分为头颅、胸部、盆腹腔，多次检查评估整个躯干的情况。PET-CT 在这方面就展现出其明显的优势，仅需要一次检查即可评估全身情况，且敏感性和特异性均比较高。但 PET-CT 价格比较昂贵，很多医院不具备检查条件。此外需将标有带正电子化合物的放射性核素注入患者体内，不宜多次使用。骨扫描是评估全身骨转移最常用的方法。具体选择怎样的影像学检查方法涉及很多专业知识，不同患者间复发情况不同，也需具体情况具体分析，归根结底，还是需要听从医嘱，由专业的医生来决定。但需要特别强调的是，肿瘤复发的全身评估非常重要，即使首先发现了明确的局部复发也不能立即开始治疗。全身评估的结果常常会改变宫颈癌复发患者的治疗方案，使肿瘤广泛转移的患者免于进行大型的外科手术。

6. 诊断宫颈癌复发一定要做病理检查吗

无论是肿瘤标志物还是影像学评估，都不能明确诊断复发，宫颈癌复发诊断的金标准仍然是病理诊断，即在病灶部位取得组织，制作切片，由病理科医生通过显微镜观察以及辅助免疫组化染色确定。但病理检查困难重重，面临很多风险，阴道和断蒂部位的病灶可以打开窥器直接活检获得，腹股沟和颈部的浅表淋巴结组织可以通过超声引导下的穿刺获得，但深在盆腹腔或是发生于重要实质器官的转移灶就没有那么容易获得组织进行诊断了，有出血和损伤周围器官的风险。宫颈癌复发是否一定要经过病理检查明确诊断再行治疗要根据具体的情况具体分析，因病施治说的就是这个道理。

7. 不同分期宫颈癌复发风险是多少

"得了宫颈癌我还能活多久？"，这是几乎每个宫颈癌患者都会提出的问题。但是，从医生的角度来讲，这个简单的问题却并不容易回答。根据国际妇产科联盟（FIGO）的数据显示，宫颈癌分期越早，预后越好。在临床工作中，医生是不会以数据去回答患者的提问的。这样的答案虽然准确，却对患者帮助甚微。冰冷的统计数字可以帮助医生掌握疾病的概况，对于癌症患者本人和家属的意义毕竟有限。比如ⅣB 期宫颈癌的 5 年生存率仅约 10%，可是对于每一个鲜活的生命，谁又能知道自己是不是属于那幸运的 10% 呢。总的来说，早期宫颈癌的预后很好，大部分的患者长期生存，晚期宫颈癌患者预后较差，部分患者经过治疗亦无法完全缓解或疾病持续进展。但无论分期早晚，在初始治疗达到缓解后，患者均须按医嘱定期复查，以期及时发现复发征象，为及时开始针对复发的治疗创造条件。在临床工作中，医生常常和患者讲，宫颈癌是一种慢性疾病，就如"高血压"和"糖尿病"一般，一经诊断，这个"帽子"便要伴随终生。经过初始治疗在疾病缓解的时期，既要保持乐观的心态，过正常人的生活，又要心存对疾病的敬畏，坚持定期复查，癌症复发并不等于生命的终点，积极配合治疗，仍有机会再次走出困境，在保证生活质量的同时延长生命的长度。

8. 宫颈癌复发如何治疗

手术治疗在肿瘤患者心中是"地位最为崇高"的治疗方式。最朴素的观念就是如果把病灶切除干净，就可以达到治愈的目的。肿瘤复发后，多家医院就诊，辗转于各大专家的诊室，希望能寻找到技术高超的医生把病灶切除干净的患者和家属不在少数。然而，客观事实是，手术治疗仅适用于明确局部复发的患者，且须掌握严格的适应证，并不是仅仅切除病灶那么简单。

以局限于阴道、宫颈的局部复发为例，对于既往接受过放疗而未手术的患者而言，手术不仅仅是切除子宫那么简单。这类患者在谨慎评估后须接受的手术治疗称为"盆腔廓清术"。廓清术是指整块切除包括女性生殖器官、泌尿系统（膀胱、尿道甚至部分输尿管）、乙状结肠和部分直肠在内的超根治性手术。手术的实施涉及妇科、泌尿科、胃肠外科，需要多个学科的医生同台合作，协力完成。接受这样的手术，约 50% 的患者在术后可发生严重的并发症。因此，术前需要多学科谨慎评估手术的获益和风险才能决定实施手术。具体的医学专业问题交给医生决定，在这里我们重点谈谈患者的选择。

9. 宫颈癌复发手术治疗前患者都要做什么准备

适合接受盆腔廓清术的患者必须能接受身体形象的重大改变，因为即使外科医生在重建方面尽最大努力，有些改变仍会发生，比如永久的肠造瘘、膀胱造瘘甚至肾造瘘。患者需要一个能支持和照顾她的家庭、健全的心智并可继续得到治疗。此外，与其他已接受过同类型手术的患者进行深入交流也很有意义。这些造瘘具体什么样子，在实际生活中会面临哪些困难，躯体上和心理上会遭遇哪些痛苦，这些现实存在的问题只有经历过的人才能真正理解。有的时候，这些听起来很吓人的医学名词，在眼见为实后反而不那么吓人了。随着医学的进步，更多的更个体化的医疗器材问世，大部分的患者本人是可以独立完成造瘘的更换和护理，保持正常人一般的生活状态。医护人员应以一种积极、坦诚和理解的方式与患者接触。必须向患者说明手术可导致的各种并发症和应对措施，这是决定实施手术的必要条件。

10. 宫颈癌复发患者术前须充分了解哪些风险

患者必须理解这样大范围的手术存在 3%~5% 的手术死亡率，并且将入住重症监护病房数日，还可能住院达数周时间。医生还有必要与患者讨论中止手术的可能性，即如果术中发现不能切除的病灶或转移性病灶，可能须中止手术。患者的性功能会发生改变，并且患者可能还须熟练掌握护理 1 个或 2 个造口的方法。当讨论这些内容时，患者经常会哭泣，并表示非常痛苦。然而，与患者手术后才开始处理其情绪相比，宁愿先在术前告知令患者做好充分的心理准备。当患者哭泣时，通常表明其已经开始理解医生所讲述的内容了。在某种意义上，对患者而言这是一种很不好的手术；因此，虽然这种手术有望治愈患者，但仍必须仔细、慎重地作出决定。与患者讨论该手术的医生也需要足够成熟且具有丰富的经验，对于患者提出的问题，必须能坦诚地回答，并告知患者该手术的结果具有不确定性。最后，最难的一点是：患者必须接受，即便在经历了这一切治疗后，仍不能保证治愈。

11. 宫颈癌复发后可以放疗吗

大部分宫颈癌的病理类型为鳞癌，而鳞癌对放疗十分敏感。因此，放疗也是与宫颈癌复发斗争的有力武器。通常放疗适用于既往没有接受放疗的部位或是不愿意接受手术治疗的患者，放疗针对局部转移灶的止痛也十分有效。但是，很多宫颈癌患者，在初始治疗时就已经接受过根治性放疗，在既往放疗范围内出现的病灶是否还能进行放疗，需要专业的放疗科医生决定。放疗的疗效取决于放射敏感性，不同组织器官以及不同肿瘤组织在受到照射后的反应程度各不相同。此外肿瘤细胞的含氧量也会影响放疗的敏感性。比如体积小、血运丰富的肿瘤放疗效果好，而体积大、瘤内血运差、中心部位有坏死的肿瘤则放疗效果差。对于患者而言，保持照射部位清洁，预防感染、坏死是提高放疗敏感性的重要条件。

12. 宫颈癌复发放疗前需要做哪些准备

在放疗进行前，放疗科医师会与技师共同制订放疗计划，会在患者的体表标记放疗区域，须小心保护。此外，可能还会为患者身体的某个部位做一个治疗期间佩戴的模具或固定罩，以便在放疗期间保持身体的静止。放疗的持续时间由放疗医生决定，每次治疗时，医生会用机器对齐表的标记，以使射线只穿过癌灶而尽量不穿过周围的其他部分。对于宫颈癌进行盆腹腔照射的患者，每次治疗前充分地憋尿、排空肠道也是减少病灶周围器官受到射线照射风险的必要措施。放疗的副作用可以在数小时或者数日后出现，有些副作用会持续数年。比如乏力和食欲减退可随治疗逐渐加重，放疗区域的皮肤可能发痒、起水疱、变红甚至剥脱，排尿和排便相关的放疗副作用出现较晚，持续时间却很长。总之，在治疗期间患者要向医护人员及时反馈治疗期间出现的副作用和健康状况的变化，保持体表标记清晰，标记褪色时及时告知医生。

13. 宫颈癌复发可以化疗吗

相比宫颈癌的局部复发，全身多处的广泛转移则更为常见。对于全身广泛转移和不适合进行局部治疗的患者而言，化疗是可选择的全身治疗方案。化疗是化学药物治疗的简称，通过使用化学治疗药物杀灭癌细胞达到治疗目的。化疗、手术和放疗一起并称癌症的三大治疗手段。手术和放疗属于局部治疗，只对治疗部位的肿瘤有效，对于已经发生多处转移的复发宫颈癌就难以发挥作用了。而化疗是一种全身治疗的手段，无论是通过静脉输液还是经口服用，化疗药物都会随着血液循环遍布全身的绝大部分器官和组织。因此，虽然宫颈鳞癌对化疗的敏感性并不是那么高，但在无法采取手术或者放疗的情况下，化疗就将成为主要的治疗手段了。

14. 化疗有哪些方案选择

目前的研究显示有数种化疗药物对宫颈癌的治疗有效，具体的药物选择和方案制订需要参考患者既往的治疗方案、副作用和经济状况。通常情况下，含有顺铂的联合化疗方案是首选。在化疗的基础上联合贝伐珠单抗的靶向治疗也有临床证据支持可使患者受益。但具体的方案选择须听从医生的专业意见。

在临床工作中，说服患者接受化疗通常需要不少时间进行充分沟通。患者对于化疗普遍心存恐惧。影视作品中的化疗患者掉光了头发，形容枯槁，无法进食，连连呕吐。然而，在现实中，化疗虽然伴随一些无法回避的副作用，但大多数患者可以耐受，保持着基本正常的生活状态。特别是近些年来，随着对于生活质量的关注，改善化疗副作用的药物推陈出新，化疗已经远不像十年前那样令患者痛苦煎熬了。在治疗前花时间和患者及家属进行充分的沟通，客观描述化疗的利弊，提前告知可能出现的副作用和应对措施，有利于患者做出正确的治疗决定以及应对随后出现的心理和躯体症状。

15. 宫颈癌复发能用靶向治疗吗

宫颈癌复发的治疗十分困难，对于接受了一线甚至多线治疗后仍不能控制肿瘤进展的患者将考虑更为个体化的治疗。在选择治疗方式的时候，医生将根据患者既往的治疗方案、既往治疗的副作用和患者的体能状态、经济因素等综合考虑。近些年来非常热门的靶向药物治疗和免疫治疗被很多患者和医生寄予厚望。然而，药物并非越新、越贵就越有效。无论是靶向药物还是免疫治疗，其疗效是非常个体化的。患者甲使用后疾病明显缓解的"神药"，患者乙使用后却可能毫无反应，甚至疾病加速进展，或者出现严重的副作用。如何筛选患者、掌握新药治疗的适应证，以实现对疾病的精确治疗是目前医学界努力探索的方向。

那目前我们怎样选择和使用这些"新药"呢？有些靶向药物是广谱的，比如针对抗血管生成的贝伐珠单抗。有些靶向药物发挥作用需要有相应的"靶点"，患者具有这样的"靶点"，相应的药物才能有用武之地，干预肿瘤细胞生存的某个环节，导致肿瘤细胞的死亡，实现精确治疗。而发现和检测患者是否存在这样的"靶点"，通常需要患者的血液、体液或肿瘤组织在选择治疗前进行"基因检测"。目前，在靶向药物的应用方面还存在很多未解之谜，比如基因检测提示了某些突变，但并没有研发出针对该突变发挥作用的靶向药物，即便针对某种突变具有相应的靶向药物，患者对相应的靶向药物也不是有 100% 的反应率。免疫治疗在宫颈癌患者的治疗中也展现出令人鼓舞的前景，但也存在整体有效率低、缺乏有效的生物标志物帮助实现个体化治疗的问题。

16. 什么是临床试验

由于目前可用的药物疗效有限，我们鼓励患者参与设计良好的、符合伦理要求的临床试验，以探索难治性宫颈癌的治疗方法。什么是临床试验呢？临床试验是用于寻求新医疗保健方法的研究，患者自愿加入，可以评估特定疾病的新疗法是否优于现有疗法。大多数临床试验将新疗法与常规疗法或安慰剂治疗进行对比。安慰剂的外观和给药方式都与药物相同，但无药物成分，用于部分临床试验。测试新疗法的临床试验分为 3 类，根据研究目的和进展程度选择，包括：①Ⅰ期试验：评估新疗法的安全性，探索给药方式、给药频率、安全剂量以及副作用；②Ⅱ期试验：将新疗法用于患者，以判断其副作用和疗效；③Ⅲ期试验：比较新疗法与常规疗法（或安慰剂）的疗效孰优孰劣，副作用孰多孰少。哪些人可加入临床试验呢？其实并非每位想参加试验的人都能如愿加入。纳入标准由研究者制订，一般只招募患有所研究疾病的人，关于年龄和共存疾病可能也有规定。研究者可能通过问答或体格检查、辅助检查判断患者能否入组。患者最为关注的问题在于参加临床试验有何益处。最为直接的获益包括：通过参加临床试验患者可以有机会接受尚未推广的新疗法，以及接受专家治疗和密切随访，长远来讲可以帮助日后出现的其他患者。当然，参加临床试验也必然会面临相应的风险：①新疗法可能存在无法预知的副作用；②新疗法的效果可能不及当前疗法，或根本不起效；③不一定能用到新疗法。通常而言，若比较两种治疗，一半受试者会接受新疗法，另一半则接受常规疗法或安慰剂，患者本人和医生都不能左右分组，很多时候直到试验结束才知道自己接受的是哪种治疗。患者是否参加临床试验完全由患者自愿决定。试验相关人员会与患者沟通、回答疑问，介绍试验的利弊以及所需检查和治疗，以帮助决策。如同意参加，治疗须签署知情同意书。

大部分的患者对参加临床试验存在抵触情绪，甚至感觉自己是"小白鼠"。目前正规医院的临床试验开展需要经过伦理委员会的审批，所有试验开始前和进行中都需要专家评审，以确保安全。大型的国际多中心研究和国内开展的临床试验可以在相关网站查阅其注册信息。在决定参加临床试验前，患者和家属可以自己做些"功课"，更多更透明的信息有助于患者打消顾虑，以更积极的心态参与到临床试验中来。在试验期间需谨遵医嘱接受随诊、检查和治疗，并将副作用等问题告知医生。

17. 复发宫颈癌治疗效果不好怎么办

虽然存在手术、放化疗、靶向治疗和免疫治疗等多种治疗手段，但复发和持续性宫颈癌由于缺乏有效的治疗方法，5 年生存率仅为15%。多数患者将面临无法可施、走向生命终点的问题。在生命最后的时间，患者的躯体经常承受着无法缓解的折磨，以及严重的情绪、精神及社会痛苦。意识到某人正在进入濒死过程或疾病的终末阶段对制订恰当的治疗计划并转为安慰治疗至关重要。然而，确定这一阶段何时开始有时不容易。人们常常无法意识到处于生命的末期，患者及家属常常难以接受已经没有有效的针对肿瘤的治疗方法这一事实。因此，患者的痛苦常常没有得到恰当认识，从而得到得当的处理。不幸的是，医生在工作中时常看到已经处于终末期的患者仍在要求积极的抗肿瘤治疗，患者的总体情况甚至可能因继续采用针对肿瘤的治疗方案而加重。

当患者不再需要进行治愈性治疗或延长生命的治疗时，姑息治疗是终末期患者最重要的治疗方式。姑息治疗的重点在于治疗疼痛及其他症状，同时处理其他形式的痛苦，在患者生命最后数日和数小时提供极好的护理，帮助个体"善终"，并提高患者家属对医疗质量的满意度。在生命最后数日和数小时会发生多种生理学变化，这些变化通常伴随功能减退和多种症状，其中最常见的是呼吸困难、谵妄、焦虑、呼吸时伴分泌物杂音、疼痛加重及恶心。通过必要的医疗措施帮助患者平静而有尊严的死亡是姑息治疗的根本任务，即帮助患者达到"善终"。

18. 宫颈癌晚期患者进食减少怎么办

随着疾病的进展，宫颈癌终末期患者的各项生理功能不断衰弱，绝大多数患者在疾病终末期会出现经口进食减少的情况。吞咽功能受损是疾病晚期的常见表现，这也可能是严重全身无力的一个表现。当疾病终末期患者进入无法经口进食或饮水的状态时，家庭成员常会极为痛苦。其实，对于进入终末期的患者而言，没有证据显示增加能量摄入可改善力量、活力或功能状态，这种做法也不会延长生存时间。对于疾病晚期临终阶段的患者，不推荐使用肠外营养或营养支持。然而，在我们的文化传统中，食物和进食具有很丰富的情感内涵，家人在目睹患者无法进食而持续无力和体重减轻时，可能会感到很无助，有时会表现为担心患者"挨饿"。在这种情况下，临床医生可帮助患者家属了解正常的临终过程，说明在疾病晚期患者会出现摄入减少。以尊重患者家庭文化的方式提供信息，可减少该问题引起的痛苦及潜在矛盾。

19. 宫颈癌晚期患者疼痛怎么办

疼痛也是宫颈癌患者终末期面临的主要痛苦之一，特别是存在骨转移的患者，疼痛通常持续且难以控制。癌痛的治疗须准确评估患者的疼痛模式、强度和时间特点，给出个体化的治疗方式。在临床工作中，常常会遇到终末期的癌症患者，虽饱受疼痛折磨，却不愿采取积极的措施处理疼痛，对于成瘾、药物升级和加量十分抵触。作为医生也需要特别关注患者对于药物成瘾和费用的担心，积极帮助患者减轻躯体及心理的痛苦。

当医学评估一名患者已经开始向濒死期过渡，其治疗目标就会转向维持身体舒适，以及缓解患者及其家人的情绪、精神及社会痛苦。作为一名工作在一线的妇科肿瘤医生，常常需要伴随患者及家属经历生命消逝的最后一段时期。采取必要的医疗措施，帮助患者平静地走向"善终"，其实也是具有重要意义的临床工作。

（张乃怿）

图书在版编目（CIP）数据

宫颈癌 / 郑虹主编 . —北京：人民卫生出版社，
2023.2
（肿瘤科普百科丛书）
ISBN 978-7-117-34166-0

Ⅰ. ①宫… Ⅱ. ①郑… Ⅲ. ①子宫颈疾病－癌－普及
读物 Ⅳ. ①R737.33-49

中国版本图书馆 CIP 数据核字（2022）第 229441 号

人卫智网 www.ipmph.com 医学教育、学术、考试、健康，
购书智慧智能综合服务平台
人卫官网 www.pmph.com 人卫官方资讯发布平台

肿瘤科普百科丛书——宫颈癌
Zhongliu Kepu Baike Congshu——Gongjing'ai

主　　编　郑　虹
出版发行　人民卫生出版社（中继线 010-59780011）
地　　址　北京市朝阳区潘家园南里 19 号
邮　　编　100021
E - mail　pmph @ pmph.com
购书热线　010-59787592　010-59787584　010-65264830
印　　刷　北京盛通印刷股份有限公司
经　　销　新华书店
开　　本　787×1092　1/16　　印张：9.5
字　　数　165 千字
版　　次　2023 年 2 月第 1 版
印　　次　2023 年 2 月第 1 次印刷
标准书号　ISBN 978-7-117-34166-0
定　　价　49.00 元